Shahid Muhammad

Comparação de biomarcadores renais e utilidade para monitorizar a imunossupressão

Shahid Muhammad

Comparação de biomarcadores renais e utilidade para monitorizar a imunossupressão

ScienciaScripts

Imprint

Cover image: www.ingimage.com

This book is a translation from the original published under ISBN 978-3-659-83571-1.

Publisher:
Sciencia Scripts
is a trademark of
Dodo Books Indian Ocean Ltd. and OmniScriptum S.R.L publishing group

120 High Road, East Finchley, London, N2 9ED, United Kingdom
Str. Armeneasca 28/1, office 1, Chisinau MD-2012, Republic of Moldova, Europe
Printed at: see last page
ISBN: 978-620-8-27755-0

Conteúdo

Sobre o Cientista Biomédico Especializado - Sr. Shahid Muhammad

Shahid é um profissional registado como Cientista Biomédico e é atualmente membro licenciado do Instituto de Ciências Biomédicas (LIBMS) e membro do Conselho das Profissões da Saúde (HCPC). Shahid tem 11 anos de experiência em investigação; o seu interesse especializado em investigação centra-se nos aspectos clínicos e sociais da nefrologia pediátrica e dos adultos.

Shahid licenciou-se em Ciências Biomédicas com Toxicologia no Instituto da Universidade do País de Gales, Cardiff (UWIC) em 2003. A tese de licenciatura de Shahid foi sobre A importância da redução da imunossupressão nefrotóxica em doentes pediátricos transplantados renais para prevenir a rejeição do aloenxerto. Após a licenciatura, Shahid passou a realizar investigação sobre O Papel das Quimiocinas e dos Receptores de Quimiocinas na Rejeição Aguda de Transplantes com a equipa de Nefrologia do University Hospital Birmingham NHS Trust. Posteriormente, Shahid trabalhou no Royal United Hospital (RUH), Bath NHS Trust, Departamento de Hematologia e Transfusão, como estagiário de BMS. Shahid também fez formação no NHS Blood & Transplant (NHSBT), Filton - Bristol. Entre 2006 e 2007, Shahid compôs vários projectos de investigação autónomos relacionados com a doença renal crónica. Em 2008, Shahid foi colaborador de investigação num projeto que explorava a expressão da nefrina com a Universidade de Bristol. Em 2009, Shahid liderou um projeto de investigação sobre a exploração do coping em jovens com DRC (fases 4-5) entre a University of the West of Scotland e o Birmingham Childrens Hospital. Esta investigação foi apresentada no Grupo de Trabalho Europeu sobre os Aspectos Psicossociais das Crianças com Insuficiência Renal Crónica (EWOPA), em Roterdão, Países Baixos, em maio de 2013. O próprio Shahid é também um doente renal de longa duração e sofre de DRC há 35 anos. Em 2009, Shahid co-fundou o Grupo de Apoio aos Doentes Renais (RPSG). O RPSG é um grupo voluntário no Facebook que conta atualmente com mais de 3000 membros a nível internacional. Shahid é também o chefe de investigação do RPSG. Shahid também esteve envolvido no desenvolvimento da Associação Britânica de Nefrologia Pediátrica (BAPN); Guia de Redes de Nefrologia (2012). Algumas das publicações de Shahid são títulos de livros: Renal Nursing 4th Edition e Chronic Kidney Disease: Signs/Symptoms, Management Options and Potential Complications e The E-Nephrology Handbook, que foi lançado na conferência EDTNA/ ERCA (2014). Shahid participou no congresso da IBMS, em Birmingham (2013), que constituiu uma excelente oportunidade de formação profissional contínua. Além disso, Shahid representou o RPSG na conferência EHI- Live, em Birmingham (2013), onde destacou a utilização das redes sociais nos cuidados renais. Shahid também participou na Conferência Nacional de Saúde e TI, em Manchester (2014), para identificar a forma como as lacunas nos cuidados de saúde e nas TI podem ser colmatadas para melhorar os cuidados prestados aos doentes. Shahid também teve uma reunião com o Lord Mayor de Bristol em dezembro de 2013, para dar informações sobre a doação de órgãos e sangue. As aptidões de Shahid permitem-lhe realçar a importância das parcerias clínicas e sociais no domínio da saúde para melhorar os cuidados prestados aos doentes renais e ao público em geral. Após a conclusão deste Diploma de Prática Especializada, Shahid pretende explorar oportunidades de financiamento para pilotar um programa de Testes de Ponto de Cuidados (POCT) de CKD em contextos mais alargados de cuidados primários.

Agradecimentos

Em primeiro lugar, gostaria de agradecer ao Criador dos Céus e da Terra - Alá (SWT). Ele derrubou portas por mim; Ele derrubou fronteiras por mim, e Ele lutou guerras por mim e comigo. Agradeço ao Magnânimo por me permitir testemunhar pessoalmente mais de trinta anos de Doença Renal Crónica e quatro transplantes renais, para que eu possa ajudar os outros. Com amor, sempre.

Gostaria de aproveitar esta oportunidade para agradecer aos meus queridos pais, o Sr. Nazir Muhammad e a Sra. Latifa Muhammad. Obrigado por serem tão amáveis e carinhosos ao longo da minha vida. Não estaria aqui sem o vosso amor e apoio. Vocês significam muito para mim.

Gostaria de agradecer ao meu supervisor, o Professor Ken Jones, que foi absolutamente fantástico durante este período. Obrigado pelo seu tempo de supervisão.

Gostaria de agradecer aos membros do Grupo de Apoio aos Doentes Renais (RPSG). Os membros do RPSG têm sido um recurso fantástico que me permitiu obter uma compreensão e apreciação intrincadas das grandes questões/preocupações que envolvem a terapia de imunossupressão pós-transplante.

Gostaria de dedicar esta investigação a todos os meus colegas de profissão e aos meus companheiros doentes renais. Cheguei longe, mas ainda tenho muito para fazer e muito para aprender. Obrigada pela inspiração.

Resumo

Antecedentes

A doença renal crónica (DRC) está a aumentar em todas as etnias. As evidências também sublinham que esta doença tem um impacto negativo na qualidade de vida e coloca enormes implicações financeiras no sistema de saúde para a prestação de cuidados aos doentes. Assim, é da maior importância conceber estratégias que previnam a DRC e atrasem a perda progressiva da função renal na população em geral.

Objetivo

Este trabalho tem como objetivo fornecer uma perspetiva global da Doença Renal Crónica (DRC) tal como se apresenta atualmente no Reino Unido (RU) e avaliar a utilidade dos biomarcadores renais para monitorizar a nefrotoxicidade e a eficácia da terapia de imunossupressão após o transplante renal.

Discussão

Está a ser dada maior ênfase à prevenção e deteção precoce da DRC. Os indivíduos que correm um risco elevado de insuficiência renal necessitam de uma melhor "preparação" e o encaminhamento rápido e precoce para os cuidados secundários é imprescindível para permitir o melhor prognóstico. Além disso, a utilidade dos biomarcadores para monitorizar a terapêutica de imunossupressão pós-transplante (1ST) tem de se tornar mais específica na monitorização da 1ST pós-transplante. A Lipocalina Associada à Gelatinase de Neutrófilos está a tornar-se mais evidente a este respeito.

Conclusão

Os cientistas biomédicos têm agora um papel mais ativo e mais importante a desempenhar no que diz respeito à monitorização. Embora tenha havido diretrizes sobre o rastreio e a monitorização da medicação baseada na anticoagulação, talvez seja necessário haver mais diretrizes de colaboração para monitorizar os títulos de 1ST que os doentes pós-transplante recebem. É necessário que os especialistas da prática clínica e laboratorial se reúnam para informar melhor quais os biomarcadores específicos para a monitorização dos títulos de 1ST.

Palavras-chave

Doença Renal Crónica, Creatinina, Cistatina C, Terapia de Imunossupressão, Proteinúria, Lipocalina Associada à Gelatinase Neutrofílica, Teste no Local de Tratamento

Abreviaturas

ACR	Albumin Creatinine Ratio
CrCl	Creatinine Clearance
CKD	Chronic Kidney Disease
C-G	Cockcroft-Gault Formula
CsA	Cyclosporine
eGFR	Estimated Glomerular Filtration Rate
ESRD	End-Stage Renal Disease
GFR	Glomerular Filtration Rate
GP	General Practitioner
HLA	Human Leukocyte Antigen
HD	Haemodialysis
IST	Immunosuppression Therapy
MHC	Major Histocompatibility Complex
MDRD	Modification of Diet in Renal Disease
NGAL	Neutrophil Gelatinase-Associated Lipocalin
NSAIDs	Non-Steroidal Anti-Inflammatory Drugs
NHS	National Health Service
NSF	National Service Framework
POCT	Point of Care Testing
RRT	Renal Replacement Therapy
SCr	Serum Creatinine
QOL	Quality of Life

Objetivo

Este trabalho tem como objetivo fornecer uma perspetiva global da Doença Renal Crónica (DRC) tal como se apresenta atualmente no Reino Unido (RU). Além disso, este trabalho procura avaliar a utilidade dos biomarcadores renais para monitorizar a eficácia da terapia imunossupressora após o transplante renal.

Capítulo 1. Introdução - Doença renal crónica (DRC)

A doença renal crónica (DRC) é uma doença de longa duração e tem sido descrita como a perda gradual, e normalmente permanente, da função renal ao longo do tempo. No início do processo da doença, as pessoas com DRC não apresentam frequentemente sintomas e, durante muito tempo, a DRC tem sido uma doença subdiagnosticada (1). Mesmo na ausência de sintomas, a DRC parece aumentar significativamente o peso das doenças cardiovasculares (DCV) e da morte (1).

Na década de 1970, as doenças renais glomerulonefrite e pielonefrite eram as causas mais prevalentes de inscrição em programas de Terapia Renal Substitutiva (TRS). A prevalência destas doenças diminuiu e, atualmente, a diabetes é cada vez mais uma das principais causas de DRC (predominantemente do tipo II), para além das doenças vasculares renais, como a hipertensão e a aterosclerose. Foram avançadas várias razões para explicar esta mudança, incluindo a idade, a etnia e o aumento do índice de massa corporal (2). Atualmente, no Serviço Nacional de Saúde (SNS), são disponibilizados exames de diagnóstico, medicação e tratamentos contínuos para a insuficiência renal. Juntamente com a hemodiálise (HD), os custos do tratamento rondam as £20.000 - £25.000 por doente e por ano (The National Service Framework for Renal Services (NSF) (3-4). A função renal está próxima do nível em que a diálise é necessária, ou seja, quando não se pode esperar muito dos tratamentos conservadores de proteção dos rins (4). A função renal é determinada pelo grau da taxa de filtração glomerular (TFG)/ TFG estimada (TFGe). O Quadro 1 apresenta a definição dos cinco estádios da DRC de acordo com a TFG (ver abaixo).

Quadro 1: Fases da DRC

Estágio da DRC	Definição
Fase 1	Lesão renal com taxa de filtração glomerular normal ou elevada (≥ 90 ml/ min/ 1,73m)^2
Fase 2	Lesão renal com taxa de filtração glomerular normal ou elevada (60-89 ml/ min/ 1,73m)^2
Fase 3	Taxa de filtração glomerular moderadamente comprometida (30-59 ml/ min/ 1,73m)^2
Fase 4	Taxa de filtração glomerular gravemente comprometida (15-29 ml/ min/ 1,73m)^2
Fase 5	Insuficiência Renal em Fase Final ou TFG (< 15 ml/ min/ 1,73m)^2

Quadro adaptado de (1)

A proteinúria é um parâmetro importante quando se considera a DRC numa comunidade alargada. A proteinúria tem origem no rim e ocorre como resultado de uma lesão do glomérulo ou do túbulo renal, ou de ambos. No Reino Unido, é relativamente comum na população em geral, com uma prevalência pontual de até 8%, mas a prevalência desce para cerca de 2% em testes repetidos. A lesão glomerular crónica que resulta em proteinúria pode ser secundária a uma duração prolongada de diabetes ou hipertensão. Uma origem tubular da proteinúria pode estar associada à inflamação dos túbulos renais desencadeada por medicamentos prescritos ou toxinas ingeridas. Na ausência de pistas óbvias sobre a causa da proteinúria persistente na história ou no exame clínico, vale a pena rever os medicamentos prescritos pelo doente para identificar quaisquer agentes potencialmente nefrotóxicos, por exemplo, medicamentos anti-inflamatórios não esteróides (ou AINE).

Capítulo 2. Prevalência da doença renal crónica no Reino Unido

Nos últimos anos, os esforços de colaboração, possibilitados por uma definição comum de DRC, forneceram uma descrição da epidemiologia, da história natural e dos resultados desta doença e melhoraram a nossa compreensão da sua fisiopatologia. Reconhece-se cada vez mais que a DRC é encontrada em múltiplos contextos e em todos os grupos etários, e que a sua evolução e resultados são influenciados pela gravidade e duração do evento causal. O efeito da DRC num doente individual e os encargos sociais resultantes dos efeitos a longo prazo da doença estão a ser cada vez mais analisados. Há provas de uma grande variação na gestão da DRC devido à falta de sensibilização e à ausência de normas de prevenção, reconhecimento precoce e intervenção. Estes dados emergentes apontam para a necessidade urgente de um esforço global para realçar que a DRC é evitável, que a sua evolução é modificável e que o seu tratamento pode melhorar os resultados (5).

Kearns et al. (2013) informam que a identificação da prevalência da DRC se baseia em testes oportunistas, e há provas de que nem todas as pessoas com DRC estão a ser identificadas através do esquema Pay for Performance (P4P) (em que os prestadores de serviços ao abrigo deste acordo são recompensados pelo cumprimento de objectivos pré-estabelecidos para a prestação de serviços de saúde). Os dados do Health Survey for England indicam uma prevalência nacional de 6%; a estimativa correspondente do esquema P4P é de 4,3%. Devido a esta diferença, são necessárias estimativas modelizadas da prevalência da DRC para apoiar a deteção de casos de DRC. Tradicionalmente, os programas P4P têm permitido aos médicos de clínica geral (GP) identificar e rastrear áreas-alvo onde se reconhece uma sub-deteção da DRC. Isto melhorou os métodos existentes de identificação de indivíduos em risco de DRC, como os testes baseados nos factores de risco atualmente recomendados (6). As medidas de anos de vida ajustados pela qualidade (QALY) também foram implementadas para a DRC e são utilizadas na análise de custo-utilidade para calcular o rácio entre o custo e os QALYs poupados para uma determinada intervenção de cuidados de saúde (6).

Uma das questões relacionadas com a exatidão da prevalência da DRC no Reino Unido é o facto de os profissionais de saúde dos cuidados de saúde primários e secundários terem definições diferentes de DRC e do seu estádio específico. Alguns utilizam a Modificação da Dieta na Doença Renal (MDRD) para estimar a taxa de filtração glomerular (TFGe) e outros utilizam a ClCr, enquanto outros analisam outros parâmetros clínicos antes de avançarem para a deteção de insuficiência renal. Uma vez que não existe um consenso geral no Reino Unido sobre quando detetar a DRC, a prevalência pode ser exagerada. No entanto, a análise laboratorial precoce tem um efeito positivo nas taxas de referenciação numa grande população adulta (7).

A diretriz *de 2013 do National Institute for Health and Care Excellence* recomenda a realização de testes Point of Care (POCT) em indivíduos com maior risco de DRC (8). Estes incluem indivíduos com diabetes, hipertensão, doenças cardiovasculares, doenças do tecido conjuntivo, uma história familiar de doença renal e aqueles a quem são prescritos medicamentos potencialmente nefrotóxicos. Os doentes com edema dos membros inferiores de início súbito e proteinúria associada devem efetuar uma medição do nível de albumina sérica para excluir a síndrome nefrótica. A ecografia do trato renal mede o tamanho dos rins e detecta cicatrizes associadas a pielonefrite crónica ou a doença renal calculosa prévia que pode causar proteinúria (8). A prevalência de proteinúria é também um problema na gestão a longo prazo de doentes com DRC estabelecida, uma vez que também pode afetar o rácio albumina-creatinina de uma forma mais geral e sabe-se que a albumina plasmática diminui com o tempo (9-12). A análise de indivíduos com DRC não identificada sugere que o seu perfil de risco pode ser diferente do dos doentes com DRC identificada; esta é uma área que requer mais investigação (6).

Capítulo 3. Doentes-alvo no Reino Unido

Foram auditados os registos dos cuidados primários de doentes com idades compreendidas entre os 50 e os 75 anos que sofrem de hipertensão ou diabetes e que, por isso, são considerados como estando em risco elevado de desenvolver insuficiência renal (13). Kissmeyer et al. (1999) realizam uma investigação para identificar se os doentes mediram a tensão arterial e efectuaram análises à urina para deteção de proteínas no prazo de 12 meses, e se mediram a SCr no prazo de 24 meses. As notas de casos e os registos informáticos em 12 clínicas gerais do interior e da grande Londres foram examinados retrospetivamente; o estudo revelou um total de 16 855 doentes com idades compreendidas entre os 50 e os 75 anos e informou que existe uma elevada prevalência de insuficiência renal crónica em doentes hipertensos e diabéticos (13). A insuficiência renal como complicação da diabetes é 10 vezes maior nos sul-asiáticos do que nos caucasianos (14).

Ellis e Cairns (2001) investigaram as bases de dados de bioquímica hospitalar para obter a creatinina sérica (SCr) mais recente de cada indivíduo. Os indivíduos sem qualquer resultado registado no ano anterior foram então convidados para o POCT: 189/365 (51,8%) compareceram. Foram recolhidos dados sobre 821 de uma população potencial total de 997 (15). Tomando 120 mmol/l como limite superior do normal, a prevalência global de doença renal nesta população foi de 8,4%; 6,1% nos doentes hipertensos, 12,6% nos diabéticos e 16,9% nos doentes com ambas as doenças. A proteinúria significativa estava presente em 3,9% da população total; 2,2% dos hipertensos, 8,3% dos diabéticos e 3,9% de ambos (15). No POCT, 44,5% dos indivíduos tinham uma tensão arterial inadequadamente controlada. A insuficiência renal é comum na população de alto risco e o POCT para a doença renal é simples, seguro e dá um elevado rendimento de resultados positivos (15).

Uma vez que os doentes com insuficiência renal devido a diabetes de tipo II, hipertensão ou DCV generalizada nunca tiveram, na maioria dos casos, sintomas agudos indicativos de doença renal, como hematúria, hipertensão grave ou edema (como os doentes com doenças glomerulares ou intersticiais), os programas POCT têm de ser concebidos para os detetar numa fase mais precoce (16).

Um estudo concluiu que o Índice de Massa Corporal (IMC) está associado a um risco acrescido de desenvolvimento de DRC nos homens da população em geral. A manutenção de um peso corporal ótimo pode reduzir o risco de DRC (17). Os dados sugerem que as estratégias de controlo dos níveis séricos de ácido úrico, da glicose plasmática em jejum e das medições da proteinúria são igualmente importantes para detetar indivíduos com risco elevado de desenvolver doença renal terminal (DRT), (17). Embora sejam necessários estudos prospectivos, os resultados indicam que a obesidade, incluindo a síndrome metabólica, é uma causa potencialmente tratável da DRC. Devem ser feitos esforços rigorosos para otimizar o controlo do peso e reduzir o risco de DRC e ESRD através de uma combinação criteriosa de dieta, exercício e terapias psicológicas (17).

Capítulo 4. Diretrizes Renais no Reino Unido

No Reino Unido, o NSF for Renal Services fornece orientações específicas e um quadro de referência sobre a forma como devem ser prestados cuidados específicos a doentes recentemente diagnosticados e a doentes renais de longa duração, respetivamente. O NSF para os serviços renais tem duas partes: *a Parte I (janeiro de 2004) descreve a diálise e a transplantação e a Parte II (fevereiro de 2005) refere-se à insuficiência renal aguda e aos cuidados no fim da vida* (2-3).

Até há pouco tempo, não existia no Reino Unido uma definição consensual de DRC. A SCr era habitualmente indicada como um marcador substituto da filtração. O limite superior absoluto do valor "normal" da SCr varia consoante os laboratórios e é um biomarcador sensível (1). O número de doentes admitidos em programas de terapia de substituição renal (TSR) tem aumentado gradualmente na última década. Este facto pode dever-se, em parte, a melhorias nas técnicas de diálise e a uma maior disponibilidade destes programas. No entanto, o padrão da causa da insuficiência renal terminal tem vindo a mudar ao longo do tempo (18-19).

Em (2006), a iniciativa Kidney Disease: Improving Global Outcomes (KDIGO) recomendou que todos os países deveriam ter um programa de POCT direcionado para a DRC, centrado em indivíduos com diabetes, hipertensão e DCV (23). A investigação salienta que é fundamental medir o rácio albumina-creatinina (ACR) (de preferência numa amostra da primeira evacuação da manhã) implementando o POCT em todos os indivíduos em risco (20-23).

Capítulo 5. Prevenir a doença renal crónica (DRC)

Dada a falta de dados específicos de deteção precoce, o POCT de indivíduos de meia-idade e idosos para deteção de proteinúria e o tratamento de alguns com IECA é, na melhor das hipóteses, uma estratégia de prevenção primária promissora para prevenir a DRC. É ainda necessário um grande estudo de coorte de base populacional, com um ensaio aninhado de IECA, para avaliar se este modelo de POCT para a doença renal é mais prejudicial do que benéfico (21).

No caso de uma população mais jovem e no que diz respeito à DRC e à monitorização pós-transplante 1ST, devem ser consideradas modificações da dose quando se prescrevem agentes terapêuticos com uma nefrotoxicidade conhecida para adultos. Os subgrupos etários mais baixos da população pediátrica podem ser particularmente sensíveis a certos excipientes que não são totalmente inertes e podem ter efeitos secundários. Em particular, alguns excipientes que podem ser utilizados em adultos podem ser tóxicos em jovens devido ao seu sistema metabólico e de eliminação imaturo e em rápida mutação (22). O sal do ingrediente ativo e a natureza química da preparação devem ser cuidadosamente considerados para evitar a administração de quantidades excessivas de electrólitos (23).

As preparações líquidas contêm mais frequentemente excipientes, como conservantes, cuja concentração deve estar no nível mínimo, se não for possível eliminá-la. Quando são necessários conservantes, a concentração deve ser a mínima possível e deve ser fornecida uma justificação exaustiva para a escolha do conservante. As formulações utilizadas para doenças crónicas podem causar uma exposição cumulativa repetida aos excipientes. Por conseguinte, a dose diária aceitável e os limites de segurança dos excipientes para os jovens devem ser verificados, em especial para os jovens com insuficiência renal (menor eliminação renal, mau funcionamento dos rins).

Capítulo 6. Razões para a identificação tardia

A diabetes mellitus e/ou a hipertensão causam doença renal em cerca de 40% dos doentes que necessitam de diálise. Presumivelmente, estes doentes estão a ser monitorizados por internistas, endocrinologistas ou cardiologistas, e muitas referenciações provêm destes médicos; outros doentes podem ser referenciados por médicos de clínica geral. Os dados relativos ao estado da doença no momento da referenciação são também limitados. No momento da referenciação, são evidentes as DCV substanciais e os factores de risco. A maior parte da literatura descreve dados relativos aos doentes que iniciam diálise (ou seja, referenciação tardia), em vez de um espetro mais alargado de todos os doentes com insuficiência renal referenciados a nefrologistas. As razões para a referenciação tardia incluem a insensibilidade dos actuais instrumentos de POCT (24).

Os centros de hemodiálise (HD) no Reino Unido estão sobrecarregados com o número crescente de doentes aceites para TRS. As clínicas de clínica geral são inundadas com queixas de doenças menores e têm uma seleção de doentes em risco de insuficiência renal. Isto deve-se, em parte, a uma má monitorização dos medicamentos e dos doentes, mas sobretudo à falta de uma maior consciencialização dos doentes, especialmente dos diabéticos e dos hipertensos (24). Há uma consciência crescente da necessidade não só de identificar os doentes com DRC numa fase mais precoce do processo da doença, mas também de iniciar estratégias de tratamento mais cedo, a fim de atrasar a progressão da DRC e das doenças co-mórbidas e de definir o tempo ideal necessário para preparar os doentes com DRC para a TSR. Estas três estratégias estão interligadas e dependem da identificação adequada dos doentes em risco de doença renal (24).

De Jong et al (2006) investigam a dimensão atual do problema numa grande região de Inglaterra, identificando os cuidados de saúde prévios, as caraterísticas dos doentes, o padrão de encaminhamento e os resultados dos doentes aceites para a TSR (16). Um quarto dos doentes é encaminhado para tratamento nefrológico especializado numa fase muito tardia, no prazo de um mês após a TSR. É menos provável que recebam intervenções que possam alterar a progressão da IRC ou reduzir as co-morbilidades associadas, têm um pior estado clínico no início da TSR, um internamento mais longo e uma sobrevida mais fraca. Estas diferenças foram muito menos acentuadas para os doentes referenciados 1-4 meses antes do início da TSR, embora este seja um período de tempo insuficiente para preparar a TSR. É necessária mais investigação para determinar as oportunidades perdidas para um diagnóstico e gestão mais proactivos da DRC e também para a gestão da terapia de imunossupressão pós-transplante (16, 25).

Capítulo 7. Falta de dados sobre a deteção precoce

As razões para o subdiagnóstico (ou a falta de dados sobre a deteção precoce da DRC) e o subtratamento da DRC parecem continuar a ser uma questão em aberto (26). É necessário implementar um tratamento preventivo e intervenções terapêuticas adequadas. Os programas de POCT devem 1) promover a deteção precoce da DRC e das condições co-mórbidas; 2) utilizar de forma mais concisa medidas de resultados adequadas para clarificar os cuidados prestados aos doentes; 3) implementar estratégias para retardar/prevenir a progressão da doença ou as complicações ameaçadoras; 4) preparar adequadamente o início atempado da TSR (26).

Jurkovitz et al (2002) realizaram um inquérito transversal através de um POCT voluntário a familiares de doentes com DRC em 10 comunidades de um estado do sudeste dos EUA. Foram determinados a idade, a raça, o sexo, os antecedentes familiares e pessoais de DRC, hipertensão e diabetes, a altura, o peso e a tensão arterial. Foram também medidos a proteinúria, a glucose sanguínea aleatória e a SCr. O conhecimento da DRC é menor do que o esperado entre os familiares, tendo em conta a elevada prevalência de DRC nesta população. Uma vez que ainda são necessários dados nesta comunidade, os indivíduos POCT ajudariam a formar dados fundamentais iniciais e a identificar potencialmente mais indivíduos com DRC precoce (27).

Na investigação de Jurkovitz et al (2002), os indivíduos foram rastreados quanto a factores de risco de doença renal, incluindo pressão arterial, nível de glicose no sangue, nível de SCr, nível de hemoglobina, microalbuminúria, hematúria, piúria, índice de massa corporal e taxa de filtração glomerular estimada (TFGe). O objetivo desta investigação foi 1) realçar a importância da deteção precoce em indivíduos com hipertensão ou diabetes de um familiar de primeira ordem com hipertensão, diabetes ou DRC e 2) onde os dados anteriores eram insuficientes ou robustos (28). A equipa resumiu que o POCT direcionado é eficaz na identificação de indivíduos com factores de risco de DRC previamente não identificados ou mal controlados, bem como de indivíduos com uma eGFR moderadamente diminuída (28).

Perico et al (2005) exploram a DRC em países de rendimento médio e baixo, onde a utilização de TSR é escassa ou inexistente. A equipa procurou demonstrar que, nos países emergentes, as melhores estratégias contra a doença renal são a prevenção e a deteção precoce (29). Os indivíduos foram instruídos a esvaziar uma amostra de urina limpa, e foi efectuado um teste de vareta. Os indivíduos com urinálise positiva foram inscritos num programa de acompanhamento com controlos laboratoriais e clínicos subsequentes (29). Os investigadores sublinharam que a POCT em massa da população para a doença renal é viável nos países em desenvolvimento e pode fornecer informações úteis sobre a frequência das doenças renais, o que é ainda mais importante para melhorar os dados sobre a deteção precoce (29).

Na ausência de dados sobre a deteção precoce, a utilização de um tratamento a longo prazo com uma dose baixa de Enalapril previne com segurança o aumento da pressão arterial e reduz progressivamente o hematócrito e a proteinúria. Para além do seu valor científico, esta investigação específica pode ser tomada como um exemplo de como (racionalizando os recursos e investindo em programas de investigação) a progressão da DRC e o risco cardiovascular podem eventualmente melhorar, o que, em última análise, se deverá traduzir numa menor procura de HD, proporcionando assim alternativas à dispendiosa TSR (29).

A avaliação da excreção de albumina e/ou proteínas na urina é um passo fundamental para a deteção precoce e o tratamento adequado da DRC. A abordagem da análise da albuminúria/proteinúria na comunidade é variável e frequentemente insuficiente. É dificultada por uma série de factores, alguns dos quais incluem: 1) variação nas medições laboratoriais; 2) falta de materiais de referência e de procedimentos de teste normalizados; 3) definições e unidades de notificação variáveis; 4) recomendações e práticas contraditórias relativamente a quem deve fazer o teste; e 4) incerteza sobre quando e como o teste é mais adequado (19).

Capítulo 8. Impacto/consequências da identificação tardia

Cerca de um quarto dos doentes são encaminhados para tratamento nefrológico especializado numa fase muito tardia, no prazo de um mês após a TSR. Estes doentes têm menos probabilidades de receber intervenções que possam alterar a progressão da IRC ou reduzir a co-morbilidade associada, têm um pior estado clínico no início da TSR, um internamento mais longo e uma sobrevida mais fraca. Estas diferenças foram muito menos acentuadas para os doentes referenciados 1-4 meses antes do início da TSR, embora este seja um período de tempo insuficiente para preparar a TSR. É necessária mais investigação para determinar as oportunidades perdidas para um diagnóstico mais proactivo (25). As consequências das referenciações tardias incluem o aumento da morbilidade, da mortalidade e da utilização de recursos. Há também um impacto na qualidade de vida dos doentes e oportunidades perdidas de transplante preventivo. A referenciação tardia também limita as opções terapêuticas, e estas limitações têm consequências nos resultados a longo prazo quando os doentes estão em diálise (16), (18).

Capítulo 9. Como detetar/ diagnosticar a doença renal crónica (DRC)

É necessário implementar um tratamento preventivo e intervenções terapêuticas adequadas. Os programas específicos devem promover a deteção precoce da DRC e das condições mórbidas associadas; a utilização de medidas de resultados adequadas para clarificar os cuidados prestados aos doentes; a aplicação de estratégias para retardar a progressão da doença e/ou prevenir ou ameaçar as complicações; a preparação adequada para o início atempado da TSR (26).

É importante ter em conta que a TFGe e a fórmula de Cockcroft-Gault (C-G) utilizam a creatinina como base de rastreio. Duncan et al (2001) efectuaram uma investigação para estimar a prevalência de doentes com uma TFG significativamente reduzida, calculada pela fórmula C-G. Este estudo incluiu 2781 doentes em ambulatório encaminhados por médicos da comunidade para uma rede urbana de laboratórios para medição da TFG. A TFG foi estimada através da fórmula C-G. Os pacientes foram agrupados de acordo com a concordância de anormalidades no nível de SCr (anormal >130 μmol/l) com valores de C-G significativamente anormais (anormal <50 ml/min). O valor C-G de < ou 50 ml/min foi escolhido para refletir uma insuficiência renal substancial em todos os grupos etários (30). Este estudo demonstrou que a prevalência substancial de função renal significativamente anormal entre os doentes identificados pelos laboratórios como tendo uma SCr normal, incluindo estimativas calculadas da TFG nos relatórios laboratoriais de rotina, pode ajudar a facilitar a identificação precoce de doentes com insuficiência renal (30).

Abouchacra et al (2012) realizaram uma investigação para avaliar também o desempenho de diagnóstico da Lipocalina Associada à Gelatinase Neutrofílica (NGAL) versus Cistatina C e eGFR utilizando a Colaboração de Epidemiologia da CKD (CKD-EPI - equação desenvolvida num esforço para criar uma fórmula mais precisa do que a fórmula de cálculo da Modificação da Dieta na Doença Renal (MDRD), especialmente quando a TFG real é > 60 mL/min por 1.73 m^2), MDRD e cistatina C em receptores de transplante renal e doentes com DRC não transplantados. Esta equipa identificou associações significativas entre a NGAL, SCr e Cistatina C e a TFGe (31), no entanto a implantação da TFGe/ TFGe com o cálculo da Modificação da Dieta na Doença Renal (MDRD) pode ainda ser eficaz na deteção da DRC e potencialmente na utilização da monitorização Neoral 1ST (32).

Vários artigos descrevem também os métodos laboratoriais para medir a albuminúria (albumina na urina), a forma como as amostras de urina podem ser recolhidas, as definições de uma albuminúria anormalmente elevada e a forma como pode ser organizada uma população rastreada através de POCT relativamente à albuminúria (16), (18). Os indivíduos com níveis elevados de albumina urinária correm um risco acrescido de ter de recorrer à TSR e de sofrer uma perda acelerada da função renal. A deteção precoce de proteínas na urina para retardar a progressão da DRC e diminuir a mortalidade não é rentável, a não ser que seja seletivamente dirigida a grupos de alto risco (idosos e pessoas com hipertensão) ou realizada num intervalo pouco frequente de 10 anos (16), (18). O POCT para a albuminúria identifica os doentes com risco acrescido de DRC progressiva, 40 a 50 % dos quais não foram previamente diagnosticados ou não foram tratados (16, 18).

Capítulo 10. Vantagens da deteção precoce

Algumas doenças são auto-limitantes, enquanto outras podem progredir tão lentamente que a função renal é suficiente para que a pessoa viva o seu tempo de vida normal. Mesmo quando os rins começam a falhar, um controlo cuidadoso da dieta e da pressão arterial, e uma intervenção atempada para prevenir complicações, podem permitir que uma pessoa sobreviva com boa saúde durante muitos anos. Para apoiar métodos mais eficazes de monitorização da DRC, seria interessante que os cientistas biomédicos promovessem debates mais alargados nos serviços e identificassem se seria viável a implementação de um programa POCT num ambiente comunitário, para além de um serviço de Revisão da Utilização de Medicamentos (MUR). A DRC deve representar um problema de saúde pública significativo, ser caracterizada por uma história natural clara com um período assintomático detetável, os resultados devem ser melhorados através de um tratamento precoce e os POCT aceitáveis devem estar mais amplamente disponíveis. Os sistemas de saúde devem prestar cuidados médicos de acompanhamento adequados e apropriados aos indivíduos com DRC recentemente detectada, bem como aos doentes pós-transplantados na comunidade (20).

Os doentes que decidem fazer um exame de saúde num impulso do momento podem ser vistos sem demora - podem passar vários dias antes de terem uma consulta num consultório local. Os doentes podem também necessitar de mais orientação, para serem informados sobre os seus próprios cuidados, pelo que talvez se devesse explorar o contexto da farmácia comunitária para a POCT e a deteção precoce? A farmácia comunitária é um ambiente aberto e os farmacêuticos comunitários poderiam prestar este serviço, talvez de forma mais conveniente. A adjudicação de *serviços melhorados* ao abrigo do *NPC (2005),* como os programas POCT, também pode complementar os serviços dos médicos de clínica geral (20).

A implementação de serviços POCT *melhorados* que encorajem os doentes suspeitos ou de alto risco a serem rastreados na farmácia comunitária seria mais um passo em frente para 1) detetar precocemente e prevenir a DRC em doentes suspeitos/ de alto risco, 2) aliviar potencialmente a carga de trabalho dos médicos de clínica geral e 3) ajudar na deteção precoce para evitar reencaminhamentos tardios, 4) reforçar o controlo da medicação com a implementação de um serviço MUR, 5) reforçar as colaborações nos cuidados primários e 6) reforçar os cuidados renais de acordo com o NSF for Renal Services (3), (4). Em última análise, a deteção precoce e os cuidados proactivos/ POCT nas comunidades em pré-diálise não só melhorarão a qualidade de vida (QOL), como também permitirão poupar fundos substanciais ao NHS trust (26).

Capítulo 11. Ensaios clínicos

Os cientistas biomédicos que trabalham em hospitais ou em cuidados primários e os que têm acesso aos registos dos doentes precisam de estar familiarizados com os resultados dos testes e com o seu possível significado. Nem todos os dados laboratoriais são diretamente relevantes, mas recomenda-se um conhecimento geral dos mesmos para compreender o historial médico de um doente. Cada vez mais, os cientistas biomédicos oferecem POCT de diagnóstico e, por conseguinte, são capazes de interpretar os resultados e aconselhar as equipas clínicas de forma adequada (34).

Os resultados de POCT ou de testes podem ser expressos de forma qualitativa, quantitativa ou semi-quantitativa. Os resultados de hematologia e bioquímica são geralmente expressos quantitativamente (ou seja, como um conjunto de números) e os resultados microbiológicos, por exemplo, tendem a ser semi-quantitativos, na medida em que os relatórios identificam os microrganismos presentes e descrevem as suas sensibilidades aos antibióticos (34). É importante ter em conta que os valores de referência podem variar de um laboratório para outro e é sempre aconselhável comparar um resultado com os valores de referência em que a amostra em questão foi recolhida (ou o laboratório para onde foi enviado o teste). A POCT também oferece maiores oportunidades para explorar a monitorização do tratamento de imunossupressão em receptores de pós-transplante renal (33-36).

Capítulo 12. Exames de urina para investigar a doença renal crónica (DRC)

A urina é produzida pelos rins para eliminar substâncias residuais solúveis do organismo. Estas podem ser detectadas através de métodos de punção capilar (por exemplo, testes de gravidez ou cetoacidose diabética) ou, se forem necessárias informações mais pormenorizadas, a urina pode ser enviada do médico de família/hospital para o laboratório para análise. Algumas substâncias podem ser medidas no sangue e na urina. A principal vantagem das análises à urina é o facto de serem relativamente pouco invasivas em comparação com as análises ao sangue. No entanto, se a amostra de urina for colhida incorretamente, os resultados podem ser afectados (35).

Se um doente apresentar um resultado positivo para microalbuminúria, o teste deve ser repetido pelo menos mais duas vezes. Se um dos três testes for positivo, o doente é considerado "normal" e pode ser novamente examinado dentro de um ano. Se dois dos três testes forem positivos, considera-se que o doente tem microalbuminúria. O ACR é medido em várias visitas. As diretrizes actuais para a microalbuminúria confirmada consistem em iniciar um inibidor do sistema renina-angiotensina, controlar os níveis de glicose, controlar a pressão arterial, instigar a aspirina e tomar medidas para controlar os riscos cardiovasculares e outras complicações microvasculares (36).

A creatinina é o principal marcador endógeno utilizado para medir a TFG. A medição da depuração da creatinina (CrCl), calculada a partir da colheita de urina cronometrada (urina de 24 horas) e da SCr, pode resultar numa sobrestimação da TFG devido à secreção tubular de creatinina e a problemas de precisão na colheita de urina. A estimativa da TFG com base na SCr e a correção adicional de variáveis como a idade, o sexo, a origem racial e o peso corporal podem ser mais fiáveis do que o CrCl urinário de 24 horas (1).

Os doentes em risco poderiam ser detectados em relação à DRC progressiva e às doenças cardiovasculares através de POCT para a albuminúria. Com esta abordagem, existe a possibilidade de detetar doentes com DRC nos estádios 1 e 2, que não podem ser detectados por POCT apenas para a TFG. Vários artigos de revisão descreveram os métodos laboratoriais para medir a albuminúria, a forma como as amostras de urina podem ser recolhidas, as definições para uma albuminúria anormalmente elevada e a forma como um POCT populacional para a albuminúria pode ser organizado (16), (18).

Seria viável rastrear os doentes da comunidade que correm um risco acrescido de desenvolver DRC utilizando um exame de urina para obter o rácio albumina-creatinina (ACR), o que seria vantajoso e rentável. A par de um POCT em contextos comunitários mais alargados (por exemplo, farmácia comunitária), são obrigatórias mais campanhas de sensibilização para a saúde pública e de autocuidado, para que os doentes reconheçam a doença renal e a forma como está associada a doenças primárias como a obesidade, a diabetes e a hipertensão.

Capítulo 13. Análises ao sangue para investigar a doença renal crónica (DRC)

A creatinina é um produto de degradação do músculo. Isto significa que a creatinina pode ser utilizada como uma medida da taxa de filtração glomerular (TFG) e, por conseguinte, da função renal. Os níveis de creatinina variam consoante o tamanho e a massa muscular de um indivíduo. A ureia também pode ser utilizada por rotina para avaliar a função renal. A TFG estimada (TFGe)/Creatinina continuam a ser biomarcadores de eleição para testar em doentes renais suspeitos/ de alto risco, uma vez que tradicionalmente são também parâmetros utilizados para monitorizar a função renal em doentes renais de longa duração (e monitorizar a IST), no entanto, alguns dos testes actuais - tanto a nível de POCT como em laboratório - medem a razão entre a concentração de albumina e creatinina (ACR). A concentração de creatinina é afetada por uma vasta gama de factores, incluindo a idade, o sexo, a etnia e a massa corporal. O seu benefício é muito ofuscado pelo potencial de interpretação incorrecta que introduz. Medir apenas a albumina é talvez mais simples, mais económico e suficiente. Os pontos de corte para a albumina são os mesmos para homens e mulheres de qualquer idade e etnia, e a concentração de albumina não é afetada pela massa muscular, desde que o doente não tenha consumido quantidades anormais de líquidos. A concentração de albumina isolada oferece a mesma sensibilidade que a albumina/creatinina - a menos de metade do custo. Se os cientistas biomédicos implementarem programas de POCT, existem produtos farmacêuticos que oferecem kits de POCT que podem apoiar a análise de uma série de parâmetros clínicos, tal como salientado em (37- 41).

Capítulo 14. Porque é que os testes no local de tratamento renal (POCT) são importantes?

Os prestadores de serviços, os decisores políticos e as entidades pagadoras devem encarar a DRC como um importante problema de saúde pública e iniciar programas inovadores de POCT para dar resposta a esta população crescente de doentes (42). A relação custo-eficácia da POCT em contextos mais alargados, como a farmácia comunitária, tem de ser demonstrada como um meio de conseguir reduções na DRC através de ensaios aleatórios (43), (44). Todos os biomarcadores acima referidos podem ser utilizados para POCT, o que constitui uma vantagem para os cientistas biomédicos desenvolverem novos protocolos para o desenvolvimento de diagnósticos e análises. Além disso, a tecnologia POCT avançou e a sensibilidade para a DRC está a tornar-se mais importante em ambientes comunitários mais vastos. Os indivíduos suspeitos ou de alto risco para a DRC também podem agora receber POCT para ajudar a monitorizar:

- Microalbumina na urina (microalbuminúria)
- Hematúria (sangue na urina)
- Proteinúria (Proteína na urina)
- Hiperlipidemia (quantidade elevada de lipoproteínas de baixa densidade no sangue)

Os testes Point of Care são aqueles que podem ser efectuados em poucos minutos. Os cientistas biomédicos estão numa posição ideal para efetuar esses testes. De facto, vários já o fazem. As mudanças tecnológicas estão a tornar disponível uma gama de kits de testes POCT. A POCT pode ser utilizada para cumprir três objectivos principais:

- Para avaliar o risco de doença
- Para detetar a presença de doenças
- Para gerir a doença

(45)

Podem ser utilizados vários testes para despistar os primeiros sinais de doença ou para avaliar o risco de uma doença. Por exemplo, a glucose em jejum pode ser utilizada para despistar a diabetes mellitus e a pressão arterial sistólica e o rácio entre o colesterol sérico total e as lipoproteínas de alta densidade podem ser medidos para ajudar a avaliar o risco de doença coronária (CHD) (45).

A POCT oferece uma oportunidade para os cientistas biomédicos melhorarem a sua prática e os seus serviços. Os perfis lipídicos podem ser medidos para verificar a progressão da doença e a forma como os doentes estão a responder à terapêutica com medicamentos cardiovasculares. A monitorização do rácio normalizado internacional (INR) pode ser utilizada na gestão da terapêutica anticoagulante e o teste SCr pode ser utilizado para monitorizar a função renal (45). Os métodos e o equipamento escolhidos devem ter em conta o número de testes que provavelmente serão efectuados por dia, a comparação dos resultados com os dos laboratórios locais e a disponibilidade de apoio dos laboratórios locais. Outros factores, como a disponibilização de lugares sentados para os doentes que possam sentir-se mal após uma análise ao sangue, também devem ser considerados (45).

A deteção da microalbuminúria requer imunoensaios sensíveis, específicos para a albumina, e é expressa pelo rácio albumina/creatinina na urina (ACR). Mesmo quando uma pessoa tem proteinúria, um controlo rigoroso da pressão arterial pode reverter a situação para níveis de microalbuminúria durante pelo menos 3-4 anos, após os quais há uma progressão para proteinúria e, eventualmente, DRC. Se um doente tiver um controlo renal estável, é colhida uma amostra de urina anualmente. É utilizada uma vareta convencional para um ensaio de proteínas e é efectuado um ensaio de microalbuminúria na amostra para determinar a ACR na urina; a SCr e a TFGe do doente também podem ser estabelecidas (36). A POCT também pode ser implementada para:

- Pesquisa de hematúria (sangue na urina)
- Pesquisa de proteinúria (proteína na urina)
- Pesquisa de hiperlipidemia (quantidade elevada de lipoproteínas de baixa densidade no sangue)
- Teste da taxa de filtração glomerular estimada (ou EGFR)/ GFR.
- Pesquisa de cistatina C
- Testar os níveis de ferritina (ferro)
- Testar os títulos de Potássio, Sódio e Cálcio

(45)

Capítulo 15. Metodologia dos testes no local de prestação de cuidados (POCT)

Estão disponíveis várias metodologias POCT para fornecer resultados rápidos. Os doentes renais pós-transplante, por exemplo, têm regularmente as suas contagens de glóbulos brancos verificadas, particularmente antes de cada tratamento de imunossupressão. Atualmente, estes exames são realizados num laboratório hospitalar. Se os cuidados primários dispusessem de serviços mais alargados para medir os títulos de imunossupressão dos doentes, isso poderia poupar-lhes uma deslocação desnecessária ao hospital, caso os resultados fossem anormais. Foram utilizados vários contadores de glóbulos brancos POCT, incluindo: (1) O Chempaq XBC (Chempaq A/S, Dinamarca), que mede a concentração de hemoglobina (os glóbulos vermelhos são lisados), a contagem de leucócitos e um diferencial de 3 partes (linfócitos, monócitos e granulócitos, concentrações e % do total) (46). Os reagentes estão contidos numa cassete descartável e as medições podem ser efectuadas a partir de uma picada no dedo ou de uma amostra venosa. Os resultados estão disponíveis em 3 minutos (2) O instrumento HemoCue White Blood Cell (WBC) (HemoCue AB, Angelholm, Suécia) é um dispositivo alimentado por pilhas que utiliza uma cuvete descartável pré-carregada com reagente, juntamente com um detetor de imagem e um ecrã LCD (47). O dispositivo mede apenas os glóbulos brancos, os glóbulos vermelhos são lisados. As medições requerem 10 µl (1 a 2 gotas) (de sangue capilar ou venoso) e ficam concluídas em 2 minutos. (3) O analisador hematológico pocH-100i (Sysmex Corporation, Kobe, Japão) fornece uma contagem total do sangue e uma contagem diferencial de leucócitos em 3 partes (49). Os neutrófilos são registados separadamente (48). As leituras demoram 2-3 minutos, por amostra. Em desenvolvimento: Citómetro de impedância de célula única microfluídico no local de prestação de cuidados, que efectua a contagem diferencial de glóbulos brancos (linfócitos T, monócitos e neutrófilos) com base nas propriedades eléctricas inerentes às células (49).

Quinhentas amostras de sangue de rotina de um hospital foram testadas em paralelo pelo HemoCue WBC em comparação com um analisador de referência e os dados mostraram que o HemoCue WBC era fiável para as contagens de glóbulos brancos dentro do intervalo analítico de 0,4-30 x 109/l, exceto em amostras com números elevados de normoblastos ou reticulócitos (por exemplo, na anemia falciforme ou na talassemia major) (47). Um total de 95% das amostras encontrava-se dentro do limite de desempenho aceitável de 8-10% das medições corretas, conforme exigido pelo Serviço Nacional de Avaliação Externa da Qualidade do Reino Unido. Em doentes que apresentam sintomas de infeção, um total de leucócitos baixo ou normal está normalmente associado a uma doença viral (50).

Num estudo efectuado por Rao et al (2008), foi feita uma comparação do analisador Chempaq XBC entre diferentes locais (unidade de cuidados intensivos, sala de emergência, enfermarias de internamento, cuidados primários, pediatria e clínicas de obstetrícia/ginecologia) e as medições laboratoriais mostraram uma boa correlação em todos os locais para leucócitos, hemoglobina, granulócitos e linfócitos (r = 0,92-0,96), mas não para monócitos (r = 0,88) (46).

Uma investigação efectuada por Osei-Bimpong et al (2009) realizou uma avaliação do analisador hematológico pocH-100i em comparação com os métodos convencionais. Os resultados demonstraram boas correlações para neutrófilos (r2= 0,996) e linfócitos (r2= 0,999), mas menos para a população "mista" de células (r2= 0,611) (47). Brigg et al (2003) compararam um citómetro de impedância com uma análise hematológica laboratorial padrão e identificaram boas correlações globais (95%) (49); os factores de covariância (CV) entre os resultados obtidos com o citómetro de impedância e o dispositivo de referência foram: linfócitos (95%), granulócitos (97%) e monócitos (88%). A simplicidade da citometria de impedância tem uma aplicação potencial para POCT acessíveis, mas ainda está a ser desenvolvida. Não foram identificados estudos actuais sobre a utilização de contadores POCT em doentes submetidos a TSI (49).

Atualmente, existem provas muito limitadas sobre a relação custo-eficácia e o impacto económico da POCT para a contagem de leucócitos. Casey e Pichichero (2009) investigaram as consequências económicas do POCT para a proteína C-reactiva (PCR) e a contagem de leucócitos em doentes com infecções agudas (51). O estudo foi realizado no Japão e concluiu que os testes imediatos conduziram a uma redução de 30% no custo dos antibióticos orais e parenterais, embora estas poupanças tenham sido largamente compensadas pela prescrição de novos medicamentos antivirais no grupo dos testes imediatos. Também levou a uma redução não significativa do tempo do pessoal e da utilização adicional do laboratório. A POCT para leucócitos tem de ser avaliada para determinar se pode constituir uma alternativa rentável aos cuidados padrão para um grupo de doentes como os que recebem IST e os que sofrem de infecções agudas. Os serviços de POCT para medir o número elevado de leucócitos podem proporcionar uma melhor coordenação dos cuidados em doentes a quem foi prescrita imunossupressão pós-transplante, melhorando potencialmente os resultados dos doentes e a relação custo-eficácia. Os serviços de POCT para medir a contagem de glóbulos brancos, isoladamente ou em combinação com marcadores inflamatórios, também podem ajudar a reduzir os episódios de rejeição aguda de aloenxertos.

Capítulo 16. Quais são os diferentes biomarcadores da função renal?

Um biomarcador é definido como "uma caraterística que é objetivamente medida e avaliada como um indicador de processos biológicos normais, processos patogénicos ou respostas farmacológicas a uma intervenção terapêutica (21).

Os biomarcadores de lesões renais são afectados por vários factores, incluindo a idade. Certas populações (crianças, idosos) podem exigir uma atenção especial, uma vez que os intervalos laboratoriais normais são elevados. Em doentes pediátricos, a SCr atinge níveis adultos na adolescência. Além disso, estes doentes correm um risco elevado de desenvolver nefrotoxicidade induzida por medicamentos. Em particular, o aumento da prevalência de doenças concomitantes entre os indivíduos mais velhos aumenta, por sua vez, a sua suscetibilidade a doenças renais. Além disso, a utilização de múltiplos medicamentos concomitantes afecta a função renal. Por conseguinte, o risco acrescido de nefrotoxicidade exige POCT avançados em adultos mais velhos (51). Os diferentes biomarcadores da função renal incluem:

- Cistatina C
- Taxa de filtração glomerular estimada (eGFR)
- Taxa de filtração glomerular (TFG)
- Lipocalina associada à gelatinase neutrofílica (NGAL)
- Creatinina sérica (SCr)

A cistatina C ou cistatina 3 (anteriormente designada por traço gama, pós-gama-globulina ou polipéptido básico neuroendócrino) é uma proteína codificada pelo gene CST3, utilizada principalmente como biomarcador da função renal. Recentemente, tem sido estudada pelo seu papel na previsão do aparecimento de novas doenças cardiovasculares ou da sua deterioração. Se a TFG diminuir, o título sanguíneo de cistatina C aumenta. Os títulos séricos de cistatina C são um teste mais preciso da função renal (representada pela TFGe/ TFG) do que o título de cistatina C. Os títulos de cistatina C são menos dependentes da idade, sexo, raça e massa muscular do que a creatinina. As medições da cistatina C isoladamente não demonstraram ser superiores às estimativas da função renal ajustadas por fórmulas. A cistatina C pode ser analisada numa amostra aleatória de soro utilizando imunoensaios (31).

A cistatina C pode ser um melhor preditor da TFG do que a SCr em doentes com DRC e em doentes no 1º pós-transplante, uma vez que, ao contrário desta última, para além de ser um bom marcador de filtração, não é afetada por factores de confusão como a idade e o sexo. Parece que, nos receptores de pós-transplante renal, a NGAL se correlaciona bem com a cistatina C e a TFGe, mais fortemente com a fórmula baseada na cistatina. Embora isto sugira uma potencial utilização da NGAL como teste de rastreio, o seu desempenho diagnóstico mais fraco suscita alguma preocupação quanto à sua utilidade clínica. São necessários estudos mais alargados para aprofundar esta questão (31).

Os biomarcadores renais NGAL e cistatina C estão agora a emergir como indicadores potencialmente úteis da taxa de filtração glomerular, sendo o último proposto como padrão de ouro. A NGAL é uma proteína de 25 kDa ligada à gelatinase originalmente identificada nos neutrófilos, que também é expressa em níveis muito baixos em vários tecidos, incluindo os rins, e é libertada sistemicamente em resposta a lesões epiteliais renais ou produzida localmente nos túbulos renais. A NGAL sofre filtração glomerular seguida de absorção tubular e é uma das proteínas mais precoces e mais fortemente induzidas no rim após lesão isquémica ou nefrotóxica em animais. A NGAL pode ser facilmente detectada no sangue e na urina após o transplante, pelo que está a emergir como um importante biomarcador preditivo com potencial utilização na estratificação de risco da TFGe, na progressão da DRC e na monitorização da Terapia de Imunossupressão (1ST) / rejeição do transplante (31).

Capítulo 17. Imunobiologia do transplante renal

Apenas um rim doado a um recetor por um gémeo idêntico será geneticamente igual. Em todos os outros casos, o órgão será reconhecido pelo sistema imunitário do novo hospedeiro como sendo estranho, e uma resposta imunitária tentará destruí-lo. O risco de isto acontecer é reduzido (1) assegurando que a composição genética do dador e do recetor é muito semelhante (utilizando a tipagem de tecido do antigénio leucocitário humano (HLA)) e (2) suprimindo o sistema imunitário do recetor com medicamentos enquanto o rim enxertado funcionar (28).

No homem, o Complexo Principal de Histocompatibilidade (MHC) é conhecido como o locus HLA. Os antigénios HLA variam entre indivíduos, o que torna extremamente difícil uma correspondência perfeita. Infelizmente, estes antigénios são também os mais fortes indutores de rejeição renal mediada por linfócitos T (48). Foi demonstrado que a tipagem de tecidos HLA reduz a frequência dos episódios de rejeição, obtendo-se assim um resultado mais bem sucedido (28).

O conhecimento da interação dos antigénios com as células T no processo de rejeição é essencial para compreender o funcionamento dos medicamentos imunossupressores. As moléculas HLA do dador são apresentadas através de células apresentadoras de antigénios às células T em repouso que possuem receptores para esse antigénio específico. Este processo de reconhecimento ativa as células T, que produzem e segregam citocinas (por exemplo, interleucinas) e expressam receptores de superfície celular para as mesmas (por exemplo, receptores de interleucina-2). A colónia de linfócitos reconhece o antigénio HLA do dador, diferencia-se e prolifera sob a influência da interleucina-2 (IL-2), que foi designada por fator de crescimento das células T. As células T citotóxicas ligam-se diretamente às células do dador e lisam-nas. Outros subconjuntos de células T produzem mais citocinas (por exemplo, IL-4 e interferão-y) que levam ao envolvimento dos linfócitos B, à produção de anticorpos, à fixação do complemento e à infiltração de macrófagos (50). O resultado é a destruição do tecido do enxerto, o que prejudica a capacidade de funcionamento do rim transplantado.

A exposição prévia de um recetor a outros antigénios HLA (por exemplo, de transfusões de sangue, transplantes anteriores ou gravidez) aumenta a probabilidade de rejeição. O risco pode ser quantificado utilizando o teste do painel de anticorpos reactivos (PRA), em que quanto mais elevada for a pontuação percentual, maior é a sensibilidade do recetor. Se a pontuação PRA for superior a 85%, considera-se que o potencial recetor está altamente sensibilizado e pode necessitar de imunossupressão adicional ou mais forte (28).

Capítulo 18. Monitorização da base da terapêutica de imunossupressão (IST)

A escolha da medicação de imunossupressão de base atualmente disponível no Reino Unido é a seguinte. O regime de manutenção é adaptado a cada doente.

• Inibidores da calcineurina: Ciclosporina (CsA) - Neoral®, Sandimmun® (ambos da Novartis, Reino Unido), Deximune® (Dexcel, Reino Unido), Capimune® (Mylan, Reino Unido); Tacrolimus (FK506) - Prograf®, Advagraf®, Modigraf® (todos Astellas, Reino Unido), Adoport® (Sandoz, Reino Unido), Tacni® (TEVA, Reino Unido), Vivadex® (Dexcel, Reino Unido), Mylan Tacrolimus (Mylan, Reino Unido)

• Antimetabolitos: Azatioprina; Micofenolato de mofetil (MMF) -CellCept® (Roche, Reino Unido), juntamente com várias marcas genéricas; Micofenolato de sódio (MMS) - Myfortic® (Novartis, Reino Unido)

• Corticosteróides: Prednisolona (sem marca)

• Inibidor do alvo mamífero da rapamicina (mTOR): Sirolimus - Rapamune® (Wyeth, Reino Unido) (mTOR é uma proteína relacionada com o crescimento celular)

(30)

Anticorpos/recetores de interleucina-2/anticorpos monoclonais

O basiliximab e o daclizumab são dois dos primeiros medicamentos de anticorpos receptores da interleucina-2 (IL-2)/anticorpos monoclonais (MAbs) que foram autorizados no Reino Unido para utilização aquando da cirurgia de transplante renal. Estes MAbs são tradicionalmente administrados antes da cirurgia e exercem o seu efeito imunossupressor apenas durante as primeiras semanas após o transplante. Ambos estão autorizados para utilização em combinação com CsA e esteróides, que constituem a terapêutica de base. Ambos os MAbs actuam ligando-se especificamente a uma parte do recetor da IL-2 que só é expressa nos linfócitos T activados. A inativação da IL-2 ajuda a impedir a proliferação de células T estimuladas por antigénios (30).

Inibidores da calcineurina

A ciclosporina (CsA) e o tacrolimus (FK506) são inibidores da calcineurina que actuam no início da ativação das células T. A ativação das células T envolve uma série de cascatas, e a enzima calcineurina é um dos pontos de limitação da taxa. A calcineurina é o alvo dos complexos CsA e FK506, que a inibem e impedem a transcrição dos genes que codificam a interleucina-2 (IL-2) e outras citocinas que causam a ativação precoce das células T. A CsA liga-se a uma imunofilina (uma proteína citoplasmática) denominada ciclofilina A (30).

O FK506 liga-se a outra classe de imunofilinas conhecidas como proteínas de ligação ao FK

(FKBP), especificamente a FKBP-12. A CsA, o FK506 e o Sirolimus são metabolizados no fígado através da via do citocromo P450 (especificamente a isoenzima do citocromo P450 3A4). As doses de CsA utilizadas variam consoante a prática local. No entanto, uma dose oral inicial típica seria de 4mg/kg duas vezes por dia. As doses são ajustadas de acordo com as concentrações pré-dose (mínimas) no sangue total. Após cerca de seis meses, os intervalos-alvo são reduzidos para se obter uma terapêutica de manutenção com doses mais baixas. Os níveis de CsA são medidos utilizando um ensaio de imunoensaio enzimático multiplicado (EMIT). Os níveis-alvo típicos seriam:

- 0-6 meses, 150-300 μg/l
- Mais de 6 meses, 75-150 μg/l

(30)

Os principais efeitos adversos da CsA e do FK506 são a nefrotoxicidade, o hirsutismo, a hiperlipidemia, a intolerância à glucose, a hipertensão, o tremor, a hiperplasia gengival e a hiperuricemia. Embora a nefrotoxicidade da CsA seja em grande parte dependente da dose, também ocorre toxicidade crónica, sendo necessária a retirada do medicamento (e possível mudança para regimes à base de Sirolimus ou Micofenolato) para atenuar o declínio da função renal (30).

A maioria dos centros renais começa com uma dose oral de 0,1mg/kg duas vezes por dia para o FK506, quer para utilização como imunossupressão primária, quer como terapêutica de resgate (30). As doses são ajustadas de acordo com os níveis sanguíneos mínimos e, após alguns meses, os intervalos-alvo são reduzidos para se obter uma terapêutica de manutenção com doses mais baixas. A Tabela 2 acima fornece as Indicações para os testes laboratoriais de imunossupressão, no entanto, os níveis mínimos de FK506 no sangue total tipicamente desejados seriam:

- 0-6 meses, 10-15 μg/l
- Após 6 meses, 5-10 μg/l

(30)

O EMIT é um método comum para a determinação qualitativa e quantitativa da imunossupressão pós-transplante. Introduzido pela primeira vez pela Syva Company em 1973, é o primeiro "imunoensaio homogéneo" a ser amplamente utilizado comercialmente (52). As aplicações mais utilizadas do EMIT são a monitorização de medicamentos terapêuticos (soro) e o rastreio primário de drogas de abuso ou dos seus metabolitos na urina.

Como todos os imunoensaios, o EMIT utiliza anticorpos especificamente concebidos para se ligarem à(s) molécula(s) de interesse (analito) sem se ligarem a outras substâncias na amostra. A sua caraterística única é a capacidade de detetar esta ligação sem recorrer a uma separação complicada do componente ligado. Isto é conseguido através da inclusão (na mistura de anticorpos e amostra) de uma enzima que está ligada à substância a analisar. Os anticorpos que não se ligam ao fármaco da amostra ligam-se, em vez disso, a esta enzima ligada ao analito. A enzima ligada ao analito é concebida de modo a que, quando os anticorpos se ligam à sua porção de analito, a enzima seja desactivada (52). São dados dois exemplos gerais: (1) se estiver presente uma grande quantidade de analito da amostra, este analito da amostra ligar-se-á a uma grande parte dos anticorpos, deixando uma grande parte das enzimas ligadas ao analito livres na solução. Uma grande quantidade de substrato será convertida pela elevada concentração de enzima livre. (2) Se estiver presente uma baixa concentração de analito da amostra, esta pequena concentração de analito da amostra ligará apenas uma pequena porção dos anticorpos, deixando uma grande porção dos anticorpos para ligar as enzimas ligadas ao analito e desactivá-las. Neste caso, grande parte do substrato não será convertido. Essencialmente, a EMIT envolve:

- Recolha de uma amostra de urina ou soro de um doente pós-transplante que contenha imunossupressão com uma solução que contenha uma concentração conhecida de anticorpo e substrato enzimático
- Após um curto período (normalmente menos de um minuto) para permitir a ligação, é adicionada uma concentração conhecida de conjugado
- Medir a concentração na aparência por cor ou fluorescência/imunofluorescência
- Determinar a eficácia ou toxicidade da imunossupressão através da comparação de concentrações conhecidas do medicamento

(52)

Uma vez que os ensaios EMIT são tão sensíveis, os resultados baixos ou limítrofes do EMIT são por vezes difíceis de confirmar através de procedimentos menos sensíveis, como a cromatografia em camada fina (TLC) e, por vezes, a cromatografia gasosa (GC) e a cromatografia líquida de alta resolução (HPLC). Alguns centros estão agora a efetuar a monitorização C2 (ou seja, medir as concentrações sanguíneas duas horas após a dose). Pensa-se que a C2 prevê com maior exatidão a absorção individual do doente do que a monitorização tradicional e resulta numa menor incidência de episódios de rejeição aguda e de disfunção renal aguda (52). A CsA está 50% ligada aos eritrócitos, 10% aos leucócitos e 30-40% às proteínas plasmáticas. Apenas 1-6% existe em estado livre (53), estando 80-90% ligada às lipoproteínas no plasma (54). A CsA é extensivamente metabolizada no fígado e no intestino sob a influência do citocromo P450 3A4, pelo que as interações farmacocinéticas são comuns. É eliminada principalmente por excreção biliar, com uma semi-vida média de 6-8 horas (54). A Tabela 2 abaixo apresenta uma série de ensaios para testes laboratoriais de imunossupressão.

Tabela 2: Indicações para testes laboratoriais de imunossupressão

Nome do teste	Utilização recomendada	Limitações	Acompanhamento
Ciclosporina A por espetrometria de massa em tandem **Método:** Cromatografia Líquida Quantitativa-Espectrometria de Massa em Tandem	Otimizar a dosagem; controlar o cumprimento	Os resultados de diferentes metodologias (espetrometria de massa versus imunoensaio) não podem ser utilizados indistintamente. De um modo geral, os métodos de imunoensaio têm sido reportados como tendo um viés positivo nos resultados quando comparados com a espetrometria de massa devido à reatividade cruzada dos anticorpos	
Ciclosporina A, 2 horas após a dose (C2) por espetrometria de massa em tandem **Método:** Cromatografia Líquida QuantitativaEspectrometria de Massa em Tandem	Otimizar a dosagem; controlar o cumprimento		
Everolimus por espetrometria de massa em tandem **Método:** Cromatografia Líquida Quantitativa-Espectrometria de Massa	- Monitorização terapêutica para indivíduos a tomar Everolimus - As concentrações mínimas devem ser avaliadas ~2	Os resultados de diferentes metodologias (espetrometria de massa versus imunoensaio) não podem ser utilizados	

em Tandem	semanas após o início do tratamento - Sensibilidade analítica - o limite de deteção é de 2,0 ng/mL - Não foram observadas interferências de medicamentos de uso comum e metabolitos associados	indistintamente De um modo geral, os métodos de imunoensaio têm sido referidos como tendo um desvio positivo nos resultados quando comparados com a espetrometria de massa devido à reatividade cruzada dos anticorpos	
Mercaptopurina Quantitativa, Soro ou Plasma **Método:** Cromatografia líquida de alta resolução quantitativa (HPLC) - Espectrometria de massa em tandem	Controlo do cumprimento	Mede apenas a concentração do fármaco principal; o risco de toxicidade associado à deficiência de TPMT deve ser avaliado pela TPMT, RBC	
Ácido micofenólico (MMF) **Método:** Cromatografia líquida de alta eficiência (HPLC)	Otimizar a dosagem; controlar o cumprimento	A conversão in vitro do fármaco principal em ácido micofenólico pode ocorrer se as amostras forem colhidas pouco depois da administração intravenosa e pode contribuir para	

		concentrações falsamente elevadas de ácido micofenólico. Os intervalos terapêuticos e os limiares tóxicos não estão bem estabelecidos	
Sirolimus por espetrometria de massa em tandem **Método:** Cromatografia líquida de alta resolução quantitativa (HPLC) - Espectrometria de massa em tandem	Otimizar a dosagem; controlar o cumprimento	Os resultados de diferentes metodologias (espetrometria de massa versus imunoensaio) não podem ser utilizados indistintamente. De um modo geral, os métodos de imunoensaio têm sido reportados como tendo um viés positivo nos resultados quando comparados com a espetrometria de massa devido à reatividade cruzada dos anticorpos	
Tacrolimus por espetrometria de massa em tandem **Método:** Cromatografia Líquida QuantitativaEspectrometria de Massa em Tandem	Otimizar a dosagem; controlar o cumprimento	Os resultados de diferentes metodologias (espetrometria de massa versus imunoensaio) não podem ser utilizados indistintamente. De um modo geral, os métodos de	

		imunoensaio têm sido reportados como tendo um viés positivo nos resultados quando comparados com a espetrometria de massa devido à reatividade cruzada dos anticorpos	
Tiopurina metiltransferase (TPMT), RBC **Método:** Cromatografia líquida enzimática/quantitativa Espectrometria de massa em tandem	Detetar o risco de mielossupressão grave com a dosagem padrão de medicamentos à base de tiopurina Individualizar a dosagem de medicamentos à base de tiopurina	Não substitui a monitorização clínica O genótipo não pode ser inferido a partir da atividade da TPMT (fenótipo) Os inibidores da TPMT podem contribuir para resultados de teste falsamente baixos A atividade da TPMT deve ser avaliada antes do tratamento com medicamentos à base de tiopurina A transfusão de sangue no prazo de 30 dias reflectirá o estatuto de dador	
Transplante de linfócitos CD3 **Método:** Citometria de fluxo quantitativa	Monitorizar a terapêutica imunossupressora com OKT3; o teste verifica a remoção do antigénio CD3		Para testes em doentes imunocomprometidos, encomendar o Painel de subconjuntos de linfócitos 4 - Subconjuntos de células T percentuais e absolutos
Perfil do transplante de	Monitorizar a terapêutica		

linfócitos **Método:** Citometria de fluxo quantitativa	imunossupressora com fármacos anti-linfócitos, como OKT3 ou ATG (globulina anti-timócitos) Os componentes incluem CD2 percentagem e absoluto, CD3 percentagem e anticorpos, CD4 percentagem, CD8 percentagem, CD4; rácio CD8, CD19 percentagem	
Quadro adaptado de (53)		

O ImmuKnow é um ensaio da função das células imunitárias que detecta a imunidade mediada por células numa população imunossuprimida. O ensaio detecta a imunidade mediada por células através da medição da concentração de ATP das células CD4 após estimulação. A tecnologia ImmuKnow combina a estimulação celular, a seleção de células e a quantificação de marcadores metabólicos (trifosfato de adenosina - ATP) para medir a imunidade mediada por células. O ImmuKnow mede a resposta precoce à estimulação através da deteção da síntese intracelular de ATP em células CD4 selecionadas a partir do sangue através de esferas magnéticas revestidas com anticorpos monoclonais. A quantidade de ATP presente em amostras de sangue estimuladas é uma medida da atividade dos linfócitos. Uma vez que os linfócitos CD4 orquestram as respostas de imunidade mediada por células através de sinalização imunorreguladora, a medição da ativação de CD4 reflecte o grau de função imunitária. O limite de deteção de ATP do ImmuKnow é de 1ng/ml (53).

Os resultados do ensaio ImmuKnow devem ser utilizados em conjunto com a apresentação clínica, o historial médico e outros indicadores clínicos ao estabelecer o estado imunitário de um doente. Este é um ensaio qualitativo; por conseguinte, o resultado não quantifica o nível de IST. A amostra será rejeitada se tiver mais de 30 horas e tem de ser outra que não sangue total heparinizado colhido num tubo de heparina sódica (53).

Capítulo 19. Crítica dos métodos de creatinina

A inulina foi considerada como o padrão de ouro para medir a TFG. A inulina é filtrada livremente através de uma membrana semipermeável, o que constitui um forte argumento para a ausência de ligação às proteínas. No entanto, existem limitações à sua utilização na prática quotidiana. Devido ao seu peso molecular relativamente elevado, a molécula é relativamente viscosa e não atinge rapidamente o seu volume de distribuição (55). Por conseguinte, apenas os métodos que utilizam a depuração urinária com uma taxa de infusão constante parecem exactos para este biomarcador. Além disso, a maioria dos métodos (exceto os enzimáticos) é propensa a interferências com a medição da glucose, o que pode ser um fator limitante na medição da TFG em doentes renais pós-transplante (55).

O iohexol é um produto de contraste não iónico, utilizado principalmente na mielografia (um tipo de exame radiológico que utiliza um meio de contraste para detetar patologias da medula espinal, incluindo a localização de lesões na medula espinal, quistos e tumores). O peso molecular do Iohexol é de 821 Da. O iohexol é, cronologicamente, o último biomarcador proposto para medir a TFG. Pode ser utilizado em todos os doentes (exceto nos doentes com verdadeira alergia ao produto de contraste). A sua medição por HPLC foi provavelmente uma das mais precisas em comparação com outros métodos a frio (inulina e iotalamato) (55). O lohexol é o biomarcador menos dispendioso e o custo do HPLC também é baixo. Mais importante ainda, deve sublinhar-se que existe um controlo de qualidade externo para a medição do lohexol. Pode concluir-se que o coeficiente de variação interlaboratorial para a medição do lohexol é muito baixo (menos de 5%) (55).

Devido ao seu baixo valor, a utilização da SCr constitui uma medida exacta na avaliação da função renal e na monitorização do 1º pós-transplante (56). A determinação da SCr ou da urina é efectuada através da reação de Jaffe, em que a creatinina reage com ácido picírico e meio alcalino. A alcalinidade é fornecida pelo hidróxido de sódio (NaOH) (56). O intervalo de medição da creatinina mais importante para a deteção de doença renal silenciosa e para a monitorização 1ST situa-se entre 85 e 150µmol/L, correspondendo a uma TFGe de aproximadamente 60 mL/min/1,73m^2 (mas também depende da idade, sexo, etnia e de uma calibração baseada na espetrometria de massa com diluição de isótopos (IDMS) (57).

Peake e Whiting (2006) resumem num comentário analítico a medição da SCr e o trabalho do Grupo de Trabalho Laboratorial do Programa Nacional de Educação sobre Doenças Renais (NKDEP), EUA (57). O NKDEP publicou recomendações pormenorizadas para melhorar a medição da SCr (57). Para avaliar o desempenho dos métodos actuais de determinação da SCr, foram distribuídas 31 amostras de soro, abrangendo uma vasta gama de concentrações de creatinina, mais uma série de controlos, a seis laboratórios no Sul da Austrália e em Victoria, utilizando um total de nove combinações diferentes de instrumentos/métodos. Cada laboratório participante concordou em analisar as amostras exatamente como recomendado pelo fabricante em dois dias sucessivos. Os materiais de calibração de cada método foram utilizados como "incógnitas" no âmbito deste protocolo para garantir que os resultados reflectiam a calibração recomendada pelo fabricante (e os desvios). As concentrações-alvo de creatinina foram determinadas através do ensaio de extractos etanólicos de amostras em quadruplicado, utilizando um método validado de diluição isotópica-espetrometria de massa (IDMS) baseado na cromatografia líquida-espetrometria de massa em tandem (LCMS) (57). O quadro 3 resume os pormenores dos oito métodos de rotina para a creatinina e os instrumentos são os seguintes (ensaios Jaffe, salvo indicação em contrário).

Tabela 3: Métodos e instrumentos de rotina para a creatinina

Instrumentos	Métodos
1. Roche Hitachi 917 (H917) [Roche Diagnostics]	• Utiliza um sistema simples de reagentes em duas partes, com hidróxido de sódio (NaOH) no primeiro reagente (bloqueio de taxa) e ácido pícrico no segundo. Os resultados são corrigidos com um desvio "médio" de 26,5 µmol/L para cromogéneos não creatinina • Tem uma capacidade limitada de correção para amostras ictéricas. Foram publicados intervalos de referência de calibração IDMS para este ensaio e para o ensaio enzimático da Roche.39,40 Foi referido que os resultados da creatinina enzimática e da creatinina Jaffe se comparam razoavelmente bem para amostras de dadores de sangue e para amostras pré e pós-diálise de doentes com DRC (b) Ensaio enzimático da creatinina • Amplamente aceite como um dos métodos de rotina mais exactos atualmente disponíveis e os dados indicam que este método produz resultados para amostras de doentes que concordam de perto com o IDMS
2. Roche Integra 700 [Roche Diagnostics]	- Um sistema de ensaio simples como o do H917 (utiliza um desvio de -18µmol/L), mas a falta de bloqueio da taxa resulta numa interferência superior a 10% em concentrações relativamente baixas de bilirrubina (85µmol/L)
3. Bayer Advia 2400 [Bayer HealthCare Diagnostics].	- Um ensaio de taxa fixa com a maior diferença recomendada para cromogéneos não relacionados com a creatinina de todos os ensaios aqui

	discutidos (-35,4µmol/L)
4. Abbott 8200 [Abbott Diagnostics]	O rate-blanking e os offsets não são oficialmente recomendados e não foram utilizados com o método atual, embora a Abbott tenha indicado que planeia lançar um método alinhado com o IDMS até ao primeiro trimestre de 2007
5. Beckman LX20 [Beckman Coulter]	- O ensaio STAT (copo) tem uma excelente formulação para minimizar a interferência de proteínas, bilirrubina e glucose. Para além dos ensaios enzimáticos LCMS e Roche, é o único ensaio Jaffe neste grupo que recuperou a concentração ponderada (442 µmol/L) de um padrão aquoso de creatinina
6. Olympus 5400 [Olympus Diagnostic Systems]	• Recomenda-se um desvio de -18µmol/L para o método Olympus na Austrália, que contém um aditivo não declarado para reduzir a interferência da bilirrubina. • O folheto informativo indica corretamente que a absorção de CO2 pode alterar a calibração do ensaio e esta é uma consideração importante para outros ensaios devido ao pH elevado de todos os ensaios Jaffe
7. Dimensão RxL [Dade Behring]	• O único ensaio deste grupo que utiliza ferricianeto para eliminar a interferência da bilirrubina • Recomenda-se a utilização de materiais de calibração que contenham pelo menos 30 g/L de proteínas, principalmente para compensar parcialmente a interferência das proteínas • Não são utilizados desvios
8. Vitros 950 [Ortho Clinical Diagnostics].	- Um sistema de química seca que utiliza uma sequência de reagentes enzimáticos discutida anteriormente. -As interferências da bilirrubina e da hemoglobina são minimizadas pela retenção na camada de espalhamento
Quadro adaptado de (57)	

Capítulo 20. Crítica dos métodos de proteinúria, ACR, cistatina C e NGAL

Shlipak et al (2011) identificaram que as concentrações séricas pré-operatórias de cistatina C eram superiores às de SCr para a previsão de lesão renal perioperatória (36). A ACR urinária pré-operatória também é preditiva de lesão renal perioperatória em adultos, mas não em crianças (36-38). Van et al (2009) destacam os problemas actuais na utilização da proteinúria como biomarcador para medir a creatinina. Há questões clínicas fundamentais que têm de ser abordadas antes de se poder desenvolver uma diretriz global unificadora para a proteinúria e a monitorização pós-transplante IST; a falta de dados é uma dessas preocupações (19).

Nos adultos, os níveis de interleucina-18 (IL-8) na urina no pós-operatório (IL-18, outro novo biomarcador) e de NGAL no plasma atingem um pico nas seis horas seguintes à chegada à unidade de cuidados intensivos (UCI), ao passo que os aumentos de SCr não ocorrem antes de 24-72 horas (36-38). No estudo de Shlipak et al (2011), os níveis mais elevados de IL-18 na urina e de NGAL no plasma também foram associados a períodos mais longos de internamento na UCI e no hospital e a um maior risco de diálise ou morte, mas o NGAL na urina não foi preditivo de lesão renal nem associado a resultados clínicos adversos. No subestudo pediátrico, a NGAL urinária e a IL-18 urinária, mas não a NGAL plasmática, tiveram um desempenho semelhante ao da NGAL plasmática e da IL-18 urinária no estudo em adultos para a previsão de lesão renal e de resultados clínicos adversos (36).

Além disso, deve salientar-se que as medições funcionais robustas da TFG também continuarão a ser importantes para a monitorização e a dosagem de IST. Foi sugerida uma plataforma melhorada para detetar diferentes fontes de NGAL na urina, o que poderá ser uma ferramenta útil para monitorizar também as alterações fisiopatológicas para o desenvolvimento de LRA.

Em contraste com a creatinina, a cistatina C satisfaz muitas caraterísticas de um biomarcador de filtração ideal. Em alguns estudos, a cistatina C superou a creatinina na deteção de pequenas reduções na TFG (58), (59). Além disso, Shlipak et al (2006) identificaram que a cistatina C previu a mortalidade em doentes ambulatórios com função renal aparentemente normal (59). A utilização prática da cistatina C como biomarcador da função renal e/ou monitorização da IST em doentes renais pós-transplante não foi, contudo, investigada em pormenor. É necessário efetuar mais investigação no seguimento do trabalho de Abouchacra et al (31).

Se se provar que os novos biomarcadores são superiores para estes fins, poderão mesmo substituir as alterações da SCr (ou cistatina C) e o débito urinário como principais instrumentos clínicos para diagnosticar a lesão renal e monitorizar a resposta à terapêutica. Atualmente, porém, nos países em que estão disponíveis novos biomarcadores renais para utilização clínica, a sua função de informar as avaliações sobre o diagnóstico diferencial e a avaliação prognóstica e as decisões de gestão associadas (triagem, início da TSR, etc.) é provavelmente a utilização inicial mais adequada (21). Também é improvável que os cientistas biomédicos e os especialistas clínicos cheguem a um consenso geral de que um único biomarcador será capaz de fornecer uma monitorização adequada da IST. Poderá ser necessária uma seleção específica de biomarcadores para monitorizar os títulos entre toxicidade e eficácia (21).

Capítulo 21. Imunossupressão (1ST) em doentes pediátricos pós-transplante

No caso da população pediátrica pós-transplante, devem ser consideradas modificações da dose aquando da prescrição de IST com uma nefrotoxicidade conhecida em adultos. Os subgrupos etários mais baixos da população pediátrica podem ser particularmente sensíveis a determinados excipientes que não são totalmente inertes e podem ter efeitos secundários. Em particular, alguns excipientes que podem ser utilizados em adultos e crianças mais velhas podem ser tóxicos em recém-nascidos devido ao seu sistema metabólico e de eliminação imaturo e em rápida mutação (6162). O sal do ingrediente ativo e a natureza química da preparação devem ser cuidadosamente considerados para evitar a administração de quantidades excessivas de electrólitos (61-62).

Em pediatria, a determinação da CsA por HPLC é talvez mais específica; a eficácia e a monitorização do medicamento podem ser separadas e quantificadas. No entanto, este método é mais demorado e requer cientistas biomédicos experientes. As vantagens das reacções imunoenzimológicas são a rapidez e a automatização. Diferentes anticorpos monoclonais (MAbs) apresentam também uma baixa reatividade cruzada com os metabolitos da CsA. O imunoensaio de polarização por fluorescência e o EMIT para monitorização da imunossupressão na população pediátrica pós-transplante requerem um passo inicial de pré-tratamento manual que consiste na precipitação de eritrócitos e proteínas por metanol e centrifugação. Em seguida, é efectuado um segundo passo imunoenzimológico no equipamento (52). Este pré-tratamento manual impõe calibrações frequentes devido à fraca estabilidade dos reagentes.

As preparações líquidas de 1ST contêm mais frequentemente excipientes, como conservantes, cuja concentração deve estar ao nível mínimo, se não for possível eliminá-la. Quando são necessários conservantes, a concentração de 1ST deve estar no nível mínimo e deve ser fornecida uma justificação completa para a escolha da imunossupressão. As formulações utilizadas para doenças crónicas podem causar uma exposição cumulativa repetida aos excipientes. Por conseguinte, a dose diária aceitável e os limites de segurança dos excipientes para as crianças devem ser examinados, em especial para as crianças com insuficiência renal (menor eliminação renal, mau funcionamento dos rins) (61-62).

Capítulo 22. Discussão

Desde a aplicação dos dois quadros nacionais de serviços renais (2), (3), foram igualmente publicados relatórios de progresso de setembro de 2005 e maio de 2007 (63), (64). O relatório de maio de 2007 apresenta uma atualização sobre a prevenção e a deteção precoce, as novas instalações, a melhoria dos serviços e as normas e requisitos de qualidade do Quadro de Serviços Renais.

Os guias adicionais referentes ao Quadro de Serviços Renais incluem: The MultiProfessional Criteria for Monitoring Implementation of the National Service Framework, British Renal Society and Kidney Health (65), The Evidence Base for the National Service Framework for Renal Services Modules One and Two: Part one - Dialysis and transplantation, outubro de 2006 (66), Organs for Transplants, Organ Transplant Taskforce, janeiro de 2008 (67), Modernizing Services for Renal Patients, Department of Health, julho de 2005 (68) e, mais recentemente, Kidney Health: Delivering Excellence, A Kidney Health Report foi publicado (69), salientando a importância do rastreio no que respeita à lesão renal aguda (LRA). Todos os guias alertam para a importância da disponibilidade de serviços mais alargados para o rastreio de indivíduos suspeitos/ de alto risco de DRC e, além disso, colocam a tónica na comparação de biomarcadores renais e na sua utilidade para monitorizar a base da 1ST. Está a ser dada mais ênfase à prevenção e à deteção precoce da DRC para minimizar a progressão para a insuficiência renal; os doentes com elevado risco de insuficiência renal necessitam de uma melhor "preparação" e a rápida referenciação para os cuidados secundários é uma obrigação para permitir o melhor prognóstico. Ao mesmo tempo, a "mentalidade" da insuficiência renal tem de mudar. A doença renal não deve ser encarada como uma doença secundária. As pessoas podem ter insuficiência renal sem o saberem (42).

A monitorização C2 tem um valor discutível. Há dificuldades em obter amostras às 2 horas +/- 15 minutos. A C2 é utilizada por ser considerada um reflexo mais exato da área sob a curva (AUC), que reflecte a exposição total do organismo à CsA a partir de uma dose, o que afecta tanto a absorção como a eliminação. A tecnologia Luminex está a tornar-se cada vez mais avançada. A tecnologia Luminex baseia-se em tecnologia comprovada e existente - citometria de fluxo, microesferas, lasers, processamento digital de sinais e química tradicional - que foram combinadas de uma forma única. Com uma conceção flexível e de arquitetura aberta, a tecnologia Luminex pode ser configurada para realizar uma grande variedade de bioensaios de forma rápida, económica e precisa (70).

As esferas com código de cores Luminex, chamadas microesferas, estão divididas em 100 conjuntos distintos. Cada conjunto de esferas pode ser revestido com um reagente específico para um determinado bioensaio, permitindo a captura e deteção de analitos específicos de uma amostra. No analisador compacto Luminex, os lasers excitam os corantes internos que identificam cada partícula de microesfera e também qualquer corante repórter capturado durante o ensaio. São efectuadas muitas leituras em cada conjunto de esferas, validando ainda mais os resultados. Desta forma, a tecnologia Luminex permite a multiplexagem de até 100 ensaios únicos numa única amostra, de forma rápida e precisa. O sistema Luminex é um analisador flexível baseado nos princípios da citometria de fluxo, concebido para satisfazer as necessidades dos biomarcadores de qualquer dimensão (70).

Capítulo 23. Outras investigações e intervenções

Este trabalho destaca brevemente o número de biomarcadores que podem ser utilizados para monitorizar a TSI, garantindo que os doentes pós-transplante recebem doses adequadas da sua medicação, permitindo uma função prolongada do transplante. É necessário efetuar mais investigações sobre quais os biomarcadores mais úteis especificamente para monitorizar a eficácia da TSI, o que só pode ser realmente conseguido através de estudos longitudinais propostos ou de Ensaios Controlados Aleatórios (RCTs).

Em 2004, um Workshop de Consenso da Sociedade Internacional de Nefrologia (ISN) sobre a Prevenção da Progressão da Doença Renal recomendou que os indivíduos com diabetes e hipertensão efectuassem regularmente POCT para detetar o potencial desenvolvimento de DRC (71). Em particular, a POCT tem igual importância no que respeita a 1) identificar o biomarcador mais "adequado" para o rastreio, 2) a forma como os doentes com IST devem ser monitorizados através de um serviço de POCT na comunidade e 3) a forma como os serviços de POCT devem ser implementados mais amplamente. Além disso, deve ser efectuada mais investigação para comparar potencialmente os kits de POCT disponíveis relativamente à sensibilidade de alguns dos biomarcadores.

Os cientistas biomédicos podem também desempenhar um papel crucial na identificação do risco de toxicidade de um medicamento específico para um doente que esteja a tomar 1ST, o que é importante quando se trata de preservar a função renal. É igualmente importante monitorizar qualquer potencial hepatoxicidade/nefrotoxicidade. Curiosamente, *Lab Tests Online-UK* é um sítio Web concebido para ajudar o público a compreender os muitos testes que o laboratório clínico fornece à comunidade de cuidados de saúde" (72) e uma "nova" aplicação móvel apoia o aumento crescente da utilização da Internet no Reino Unido - 85% dos adultos já utilizaram a Internet, 68% utilizam-na diariamente e 70% utilizaram-na para obter mais informações sobre as suas condições médicas. Com o Reino Unido a ter uma das mais elevadas penetrações de telemóveis inteligentes do mundo, com 58%, os doentes já estão a aceder à Internet para compreenderem melhor os seus cuidados de saúde. A aplicação Lab Tests Online-UK foi também adicionada à biblioteca de aplicações de saúde NHS Choices, dando o aval do NHS aos membros do público que procuram ferramentas para apoiar os seus cuidados de saúde (72).

Embora existam diretrizes sobre o rastreio e a monitorização da medicação baseada na anticoagulação (73), talvez sejam necessárias diretrizes clínicas mais actualizadas para a monitorização dos medicamentos de base que os doentes pós-transplante recebem. É interessante notar que as diretrizes realçam a forma como os serviços POCT se expandiram e uma série de ambientes onde isto poderia ser implementado para servir comunidades mais vastas (7486). Os próximos passos sugeridos incluem:

- Mais estudos sobre a exatidão e a utilidade do POCT para os contadores de glóbulos brancos no contexto dos cuidados primários

- São necessários estudos de viabilidade/piloto em doentes a quem é prescrito 1ST

- São necessárias comparações entre as contagens de glóbulos brancos e os POCT para outros marcadores inflamatórios nos doentes, de modo a incluir os efeitos na prescrição, na satisfação dos doentes, nas taxas de consulta, nas complicações (por exemplo, internamento hospitalar, atraso no diagnóstico) e na relação custo-eficácia.

(74-86)

De facto, é necessário que os especialistas da prática clínica e laboratorial se reúnam para informar melhor qual o biomarcador mais específico para a CKD POCT e para a monitorização dos títulos 1ST pós-transplante.

Capítulo 24. Conclusão

Em conclusão, os cientistas biomédicos têm agora um papel mais ativo e mais amplo a desempenhar no que diz respeito à monitorização do 1ST em indivíduos pós-transplantados; a NGAL está a tornar-se mais evidente a este respeito. Em termos prospectivos, os seus conhecimentos especializados podem ser solicitados quando se trata de uma visão aprofundada de biomarcadores renais específicos e da sensibilidade dos ensaios laboratoriais. A POCT oferece novos avanços nos cuidados clínicos e nos testes; há vários custos a considerar, mas seria vantajosa uma colaboração mais estreita entre o pessoal de laboratório e as equipas clínicas que prestam cuidados de primeira linha aos doentes com DRC, o que inclui mais oportunidades de ensino e de desenvolvimento profissional contínuo (DPC), em que especialistas de diferentes equipas se reúnem e adquirem mais conhecimentos sobre quais os analitos/biomarcadores que melhoram a POCT e os procedimentos de diagnóstico. Seria prodigiosa uma colaboração completa entre os profissionais dos cuidados primários e secundários.

Capítulo 25. Pontos de resumo

- São necessários dados longitudinais robustos de POCT numa população pré-DRC para identificar o número de anos de vida ajustados pela qualidade (QALY) que seriam vantajosos
- Os futuros cientistas biomédicos (com formação avançada adequada) poderão ser elegíveis para realizar POCT, o que poderá incluir a monitorização do 1ST em doentes pós-transplantados
- A POCT pode tornar-se rotina na prática futura com o objetivo de identificar/monitorizar a hepatotoxicidade/nefrotoxicidade e a eficácia em doentes pós-transplante, analisando uma série de analitos específicos de acordo com os pedidos dos médicos de clínica geral/especialistas. Isto significa que os kits POCT terão de se tornar mais sensíveis aos marcadores de interesse
- Os cientistas biomédicos poderão ajudar a desenvolver serviços POCT mais avançados com especialistas e médicos de clínica geral em resposta a necessidades identificadas na comunidade em geral

Capítulo 26. O que esta obra acrescenta

- A identificação de biomarcadores exactos pode ser a chave para melhorar os resultados da monitorização 1ST
- A SCr é um índice de filtração glomerular, pelo que não é um biomarcador ideal para monitorizar os títulos de 1ST
- O biomarcador ideal para monitorizar a 1ST deve fornecer resultados atempados, ter uma elevada precisão e permitir a avaliação de quaisquer sinais de hepatoxicidade/nefrotoxicidade, para além da eficácia do tratamento
- A medição dos biomarcadores renais deve ser acessível e reprodutível
- Estão a ser desenvolvidos e avaliados novos biomarcadores da DRC precoce e da monitorização do IST, mas o seu papel exato em relação à viabilidade do POCT continua por provar
- A investigação futura deve avaliar o papel dos novos biomarcadores em estudos de intervenção clínica multicêntricos ao longo do percurso do doente
- Os estudos futuros requerem uma melhor integração entre os cientistas de laboratório e os clínicos
- Os cientistas biomédicos têm de avaliar cuidadosamente e coordenar as práticas laboratoriais e as equipas clínicas para garantir que os doentes não estão a ser medicados em excesso, assegurando assim a eficácia e a segurança do tratamento

Referências

1. Black, C., Sharma, P., Scotland, G., McCullough, K., McGurn, D., Robertson, L., Fluck, N., MacLeod, A., McNamee, P., Prescott, G., & Smith, C. 2010. Estratégias de encaminhamento precoce para a gestão de pessoas com marcadores de doença renal: uma revisão sistemática das provas de eficácia clínica, custo-eficácia e análise económica. *Health Technol.Assess.,* 14, (21) 1-184

2. De Jong, P.E., Hillege, H.L., Pinto-Sietsma, S.J., & de, Z.D. 2003. Rastreio da microalbuminúria na população em geral: uma ferramenta para detetar indivíduos em risco de insuficiência renal progressiva numa fase inicial? *Nephrol.Dial.Transplant,* 18, (1) 10-13

3. The National Services Framework for Renal Services (NSF); Part I, Dialysis and Transplantation, Dept. of Health, Jan (2004), 1-60 (http://www.dh.gov.uk)

4. The National Services Framework for Renal Services (NSF); Part II, Chronic Kidney Disease, Acute Renal Failure and End of Life Care, Dept. of Health, Feb (2005), 1-44 (http://www.dh.gov.uk)

5. Lewington, A.J., Cerda, J., & Mehta, R.L. 2013. Sensibilização para a lesão renal aguda: uma perspetiva global de um assassino silencioso. *Kidney Int.,* 84, (3) 457-467

6. Kearns, B., Gallagher, H., & de, L.S. 2013. Previsão da prevalência de doença renal crónica na população inglesa: um estudo transversal. *BMC.Nephrol.,* 14, 49

7. Gifford, F.J., Methven, S., Boag, D.E., Spalding, E.M., & Macgregor, M.S. 2011 . Prevalência da doença renal crónica e tendências seculares numa população do Reino Unido: o impacto das fórmulas MDRD e CKD-EPI. *QJM.,* 104, (12) 1045-1053

8. Instituto Nacional de Saúde e Excelência em Cuidados de Saúde 2013. Lesão renal aguda: Prevenção, deteção e gestão da lesão renal aguda até ao momento da terapia de substituição renal (http://publications.nice.org.uk/acute-kidney-injury- cg169)

9. Lewis, G. & Maxwell, A.P. 2013. Rastrear a causa da proteinúria nos cuidados primários. *Practitioner*, 257, (1758) 19-3

10. Methven, S., Macgregor, M.S., Traynor, J.P., Hair, M., O'Reilly, D.S., & Deighan, C.J. 2011. Comparação de albumina urinária e proteína total urinária como preditores de resultados de pacientes em CKD. *Am.J.Kidney Dis.,* 57, (1) 21-28

11. Methven, S., Traynor, J.P., O'Reilly, D.S., Deighan, C.J., & Macgregor, M.S. 2012 . Rácio albumina:proteína na urina como fator de previsão dos resultados dos doentes com DRC. *Nephrol.Dial.Transplant.*, 27, (8) 3372-3373

12. Methven, S. & Macgregor, M.S. 2009. Gestão clínica da doença renal crónica. *Clin.Med.,* 9, (3) 269-272

13.Kissmeyer, L., Kong, C., Cohen, J., Unwin, R.J., Woolfson, R.G., & Neild, G.H. 1999. Community nephrology: audit of screening for renal insufficiency in a high risk population (Nefrologia comunitária: auditoria do rastreio da insuficiência renal numa população de alto risco). *Nephrol.Dial.Transplant,* 14, (9) 2150-2155

14.Jain, N., Farooqi, A., & Feehally, J. 2008. Aumentar a sensibilização para a doença renal crónica entre os sul-asiáticos e os cuidados primários: o projeto ABLE. *J.Ren Care,* 34, (4) 173-178

15.Ellis, P.A. & Cairns, H.S. 2001. Comprometimento renal em pacientes idosos com hipertensão e diabetes. *QJM.,* 94, (5) 261-265

16.De Jong, P.E. & Gansevoort, R.T. 2006. Prevenção da doença renal crónica: o próximo passo em frente! *Nephrology.(Carlton.),* 11, (3) 240-244

17.De Jong, P.E., Halbesma, N., & Gansevoort, R.T. 2006. Screening for early chronic kidney disease - what method fits best? *Nephrol.Dial.Transplant,* 21, (9) 2358-2361

18.Iseki, K. 2006. Rastreio da doença renal - o que se pode aprender com a experiência de Okinawa. *Nephrol.Dial.Transplant.,* 21, (4) 839-843

19.Van, D., V, Halbesma, N., de Charro, F.T., Bakker, S.J., de, Z.D., de Jong, P.E., & Gansevoort, R.T. 2009. O rastreio da albuminúria identifica indivíduos com risco renal acrescido. *J.Am.Soc.Nephrol.,* 20, (4) 852-862

20.(O Comité de Negociação dos Serviços de Farmácia (PSNC) - (http : //www.psnc.org.uk/)

21.Fliser, D., Laville, M., Covic, A., Fouque, D., Vanholder, R., Juillard, L., & Van, B.W. 2012. Uma declaração de posição da European Renal Best Practice (ERBP) sobre as diretrizes de prática clínica da Kidney Disease Improving Global Outcomes (KDIGO) sobre lesão renal aguda: Parte 1: definições, gestão conservadora e nefropatia induzida por contraste. *Nephrol.Dial.Transplant,* 27, (12) 4263-4272

22.Johnson, D.W. 2011. Diretrizes globais para a proteinúria: já estamos quase lá? *Clin.Biochem.Rev.,* 32, (2) 89-95

23.Grupo de Trabalho sobre Definições de Biomarcadores. Biomarkers and surrogate endpoints: preferred definitions and concetual framework. *Clin Pharmacol Ther* 2001; 69:8995

24.Loghman-Adham, M., Kiu Weber, C.I., Ciorciaro, C., Mann, J., & Meier, M. 2012. Deteção e gestão da nefrotoxicidade durante o desenvolvimento de medicamentos, *Expert.Opin.Drug Saf,* 11, (4) 581-596

25.Lee ML e Devaney A, Immunosuppression after adult renal transplantation, The Pharmaceutical Journal, 2001; Vol. 266, 754-758

26.Brostoff J, Male DK. Clinical immunology. An illustrated outline. London: Mosby; 1994

27.Opelz, G., Wujciak, T., Mytilineos, J., & Scherer, S. 1993. Revisitando a correspondência HLA para transplante renal. *Transplant.Proc.,* 25, (1 Pt 1) 173-175

28.Venkateswara Rao K. Mechanisms, pathophysiology, diagnosis, and management of renal transplant rejection (Mecanismos, fisiopatologia, diagnóstico e gestão da rejeição do transplante renal). Clínicas Médicas da América do Norte 1990;74:1039-57

29.Devaney A, Immunosuppression, *British Journal of Renal Medicine,* 2011; 1518, Vol. 16, No 3

30.Duncan, L., Heathcote, J., Djurdjev, O., & Levin, A. 2001. Screening for renal disease using serum creatinine: who are we missing? *Nephrol.Dial.Transplant.,* 16, (5) 1042-1046

31.Abouchacra, S., Chaaban, A., Hakim, R., Gebran, N., El-Jack, H., Rashid, F., Boobes, Y., Muhairi, A., Hussain, Q., Khan, I., Chedid, F., & Negelkerke, N. 2012. Biomarcadores renais para avaliação da função renal em receptores de transplante renal: como eles se comparam? *Int.Urol.Nephrol.,* 44, (6) 1871-1876

32.Belitsky P, Levy GA, Johnston A. Perfil de absorção de Neoral: uma evolução na eficácia. Transplantation Proceedings 2000;32(Suppl 3A):45S-52S

33.Lindholm A, Henricsson S. Variabilidade intra e inter-individual na fração livre de ciclosporina no plasma em receptores de transplantes renais. Ther Drug Monitor 1989;11:623-30

34.Wasan KM, Pritchard PH, Ramaswamy M, Wong W, Donnachie EM, Brunner LJ. As diferenças na concentração e composição dos lípidos das lipoproteínas modificam a distribuição plasmática da ciclosporina. Investigação Farmacêutica 1997;14:1613-20

35.Plosker GL, Foster RH. Tacrolimus: uma nova atualização da sua farmacologia e utilização terapêutica no tratamento do transplante de órgãos. Medicamentos 2000;59:323-89

36.Shlipak MG, Coca SG, Wang Z et al. Cistatina C sérica pré-cirúrgica e risco de lesão renal aguda após cirurgia cardíaca. *Am J Kidney Dis* 2011; 58:366-73

37.Coca SG, Jammalamadaka D, Sint K et al. A proteinúria pré-operatória prediz lesão renal aguda em pacientes submetidos a cirurgia cardíaca. *J Thorac Cardiovasc Surg* 2012

38.Parikh CR (a), Coca SG, Thiessen-Philbrook H et al. Postoperative biomarkers predict acute kidney injury and poor outcomes after adult cardiac surgery. *J Am Soc Nephrol* 2011

39.Parikh CR (b), Devarajan P, Zappitelli M et al. Postoperative biomarkers predict acute kidney injury and poor outcomes after pediatric cardiac surgery. *J Am Soc Nephrol* 2011; 22:1737-47.

40.Nissenson, A.R., Collins, A.J., Hurley, J., Petersen, H., Pereira, B.J., & Steinberg, E.P. 2001. Opportunities for improving the care of patients with chronic renal insufficiency: current practice patterns. *J.Am.Soc.Nephrol.,* 12, (8) 1713-1720

41.McClellan, W.M (a). & Flanders, W.D. 2003. Factores de risco para doença renal crónica progressiva. *J.Am.Soc.Nephrol,* 14, (7 Suppl 2) S65-S70

42.McClellan, W.M (b), Ramirez, S.P., & Jurkovitz, C. 2003. Screening for chronic kidney disease: unresolved issues. *J.Am.Soc.Nephrol,* 14, (7 Suppl 2) S81- S87

43.Mason P. 2004a. Near Patient Testing, *Pharmaceutical Journal,* (272) 708-710

44.Mason P 2004b. Conceitos básicos de ensaios clínicos, *Pharmaceutical Journal,* (272) 384-386

45.Derhaschnig, U., Kittler, H., Woisetschlager, C., Bur, A., Herkner, H., & Hirschl, M.M. 2002. Medição da microalbuminúria isolada ou cálculo do rácio albumina/creatinina para o rastreio de doentes com hipertensão? *Nephrol.Dial.Transplant.,* 17, (1) 81-85

46.Mason P 2004c. Blood Tests used to Investigate Liver, Thyroid Function and Kidney Disease, *Pharmaceutical Journal*, (272) 446-448

47.Rao, L.V., Ekberg, B.A., Connor, D., Jakubiak, F., Vallaro, G.M., & Snyder, M. 2008. Evaluation of a new point of care automated complete blood count (CBC) analyzer in various clinical settings. *Clin.Chim.Ata,* 389, (1-2) 120-125

48.Osei-Bimpong, A., Jury, C., McLean, R., & Lewis, S.M. 2009. Método de ponto de atendimento para a contagem total de glóbulos brancos: uma avaliação do dispositivo HemoCue WBC. *Int.J.Lab Hematol,* 31, (6) 657-664

49.Briggs, C., Kunka, S., Pennaneach, C., Forbes, L., & Machin, S.J. 2003. Avaliação do desempenho de um novo analisador de hematologia compacto, o Sysmex pocH-100i. *Lab Hematol,* 9, (4) 225-233

50.Holmes, D., Pettigrew, D., Reccius, C.H., Gwyer, J.D., van, B.C., Holloway, J., Davies, D.E., & Morgan, H. 2009. Análise e diferenciação de leucócitos utilizando citometria de impedância de célula única microfluídica de alta velocidade. *Lab Chip.*, 9, (20) 28812889

51.Casey, J.R. e M.E. Pichichero, A comparison of 2 white blood cell count devices to aid judicious antibiotic prescribing. Pediatria Clínica, 2009. 48(3): p. 291

52.Yamagishi, M., K. Kanda, and Y. Takemura, Methods developed to elucidate nursing related adverse events in Japan. J Nurs Manag, 2003. 11(3): p. 168-76.

53.Indicações para os testes laboratoriais de imunossupressão (http://www.arupconsult.com/Topics/ImmunosuppressiveDrugs.html#tabs=4)

54.ImmuKnow (http://www.viracoribt.com/Test-Catalog/Detail/Immuknow9000#sthash.Bz0uGB86.dpuf)

55.Delanaye P, Como medir a taxa de filtração glomerular? Comparação dos métodos de referência, p.1-60 (www.intechopen.com)

56.Toora, B.D. & Rajagopal, G. 2002. Medição da creatinina pela reação de Jaffe - determinação da concentração de hidróxido de sódio necessária para o desenvolvimento máximo da cor no padrão, na urina e no filtrado livre de proteínas do soro. *Indian J.Exp.Biol.,* 40, (3) 352-354

57.Peake, M. & Whiting, M. 2006. Medição da creatinina sérica - situação atual e objectivos futuros. *Clin.Biochem.Rev.,* 27, (4) 173-184

58.Christensson, A., Ekberg, J., Grubb, A., Ekberg, H., Lindstrom, V., & Lilja, H. 2003. A cistatina C sérica é um marcador mais sensível e mais preciso da taxa de filtração glomerular do que as medições enzimáticas da creatinina no transplante renal. *Nephron Physiol*, 94, (2) 19-27

59.Hoek, F.J., Kemperman, F.A., & Krediet, R.T. 2003. Uma comparação entre a cistatina C, a creatinina plasmática e a fórmula de Cockcroft e Gault para a estimativa da taxa de filtração glomerular. *Nephrol.Dial.Transplant.,* 18, (10) 2024-2031

60.Shlipak, M.G., Katz, R., Sarnak, M.J., Fried, L.F., Newman, A.B., Stehman-Breen, C., Seliger, S.L., Kestenbaum, B., Psaty, B., Tracy, R.P., & Siscovick, D.S. 2006. Cystatin C and prognosis for cardiovascular and kidney outcomes in elderly persons without chronic kidney disease. *Ann.Intern.Med.,* 145, (4) 237-246

61.Tuleu, C. & Breitkreutz, J. 2013. Documento educativo: questões relacionadas com a formulação em farmacologia clínica pediátrica. *Eur.J.Pediatr.,* 172, (6) 717-720

62.Milton, M. N. 2010. Drug Metabolism in Regulatory Guidances, Clinical Trials, and Product Labeling (Metabolismo de medicamentos em orientações regulamentares, ensaios clínicos e rotulagem de produtos). Enciclopédia de Ciências Farmacêuticas: Drug Discovery, Development, and Manufacturing (Descoberta, desenvolvimento e fabrico de medicamentos). 1-218

63.Delivering the National Service Framework for Renal Services, Department of Health, setembro de 2005, (http://webarchive.nationalarchives.gov.uk/20130107105354/http://www.dh.gov.uk/en/Publicationsandstatistics/Publications/PublicationsPolicyAndGuidance/DH_411971 6)

64.Second Progress Report on the Renal National Service Framework, Department of Health, maio de 2007, http: //webarchive.nationalarchives. gov.uk/20130107105354/http://www.dh.gov.uk/en/Publicationsandstatistics/Publications/PublicationsPolicyAndGuidance/DH_074811)

65.The Multi-Professional Criteria for Monitoring Implementation of the National Service Framework, British Renal Society and Kidney Health, (http://www.wales.nhs.uk/sites3/Documents/434/Criteriaforsuccessfinal.pdf)

66.The Evidence Base for the National Service Framework for Renal Services modules one and two: Part one - Dialysis and transplantation, outubro de 2006 (http://webarchive.nationalarchives.gov.uk/20130107105354/http://www.dh.gov.uk/e n/Publicationsandstatistics/Publications/PublicationsPolicyAndGuidance/DH_413210 6)

67.Organs for Transplants, Organ Transplant Taskforce, janeiro de 2008 (http://www.nhsbt.nhs.uk/to2020/resources/OrgansfortransplantsTheOrganDonorTas kForce 1 streport.pdf)

68.Modernizing Services for Renal Patients, Department of Health, julho de 2005, (http://www.wales.nhs.uk/sites3/Documents/530/ACF61BF.pdf)

69.Saúde dos Rins: Delivering Excellence, A Kidney Health Report, outubro de 2013 (http://www.google.co.uk/url?sa=t&rct=j&q=&esrc=s&source=web&cd=1&ved=0C C0QFjAA&url=http%3A%2F%2Fwww.kidneyresearchuk.org%2Ffile%2Fmedia%2 FKidney-Health-Delivering-Excellence-1709-15-Oct.pdf&ei=D1GSUqi3HdLn7Aain4DwBQ&usg=AFQjCNHV-zXNYpFvfpj0-lkNccd0xZDj Sw&bvm=bv.56988011 ,d.ZG4)

70.Luminex Technology - (http://www.panomics.com/)

71.Li, P.K., Weening, J.J., Dirks, J., Lui, S.L., Szeto, C.C., Tang, S., Atkins, R.C., Mitch, W.E., Chow, K.M., D'Amico, G., Freedman, B.I., Harris, D.C., Hooi, L.S., Jong, P.E., Kincaid-Smith, P., Lai, K.N., Lee, E., Li, F.K., Lin, S.Y., Lo, W.K., Mani, M.K., Mathew, T., Murakami, M., Qian, J.Q., Ramirez, S., Reiser, T., Tomino, Y., Tong, M.K., Tsang, W.K., Tungsanga, K., Wang, H., Wong, A.K., Wong, K.M., Yang, W.C., Zeeuw, D., Yu, A.W., & Remuzzi, G. 2005. A report with consensus statements of the International Society of Nephrology 2004 Consensus Workshop on Prevention of Progression of Renal Disease, Hong Kong, June 29, 2004. *Kidney Int.Suppl* (94) S2-S7

72.O Cientista Biomédico, Revista IBMS, 470-741, agosto de 2013

73.Baglin, T., Keeling, D., & Kitchen, S. 2012. Efeitos nos exames de coagulação de rotina e avaliação da intensidade do anticoagulante em doentes a tomar dabigatrano ou rivaroxabano por via oral: orientação do Comité Britânico de Normas em Hematologia. *Br.J.Haematol,* 159, (4) 427-429

74.Briggs, C., Guthrie, D., Hyde, K., Mackie, I., Parker, N., Popek, M., Porter, N., & Stephens, C. 2008. Guidelines for point-of-care testing: haematology. *Br.J.Haematol.,* 142, (6) 904-915

75.Craig, J.C., Barratt, A., Cumming, R., Irwig, L., & Salkeld, G. 2002. Feasibility study of the early detection and treatment of renal disease by mass screening (Estudo de viabilidade da deteção e tratamento precoce da doença renal através de rastreio em massa). *Intern.Med.J.,* 32, (1-2) 6-14

76.Ozer, B.A., Dursun, B., Baykal, A., Gultekin, M., & Suleymanlar, G. 2005. Pode a cistatina C ser um marcador melhor para a deteção precoce de danos renais em pacientes hipertensos primários? *Ren Fail,* 27, (3) 247-253

77.Mason P 2004c. Blood Tests used to Investigate Liver, Thyroid Function and Kidney Disease, *Pharmaceutical Journal*, (272) 446-448

78.Mason P 2004d. Testes em espécimes de urina ou fezes, *Pharmaceutical Journal*, (272) 544-546

79.Mason P. 2004e. Why, What's, and When's of Blood Tests, *Pharmaceutical Journal*, (272) 419-421

80.Pereira, B.J. 2002. Ultrapassar as barreiras à deteção e tratamento precoces da doença renal crónica e melhorar os resultados da doença renal em fase terminal. *Am.J.Manag.Care,* 8, (4 Suppl) S122-S135

81.Boulware, L.E., Jaar, B.G., Tarver-Carr, M.E., Brancati, F.L., & Powe, N.R. 2003. Screening for proteinuria in US adults: a cost-effectiveness analysis. *JAMA,* 290, (23) 3101-3114

82.Jurkovitz, C., Franch, H., Shoham, D., Bellenger, J., & McClellan, W. 2002. Family members of patients treated for ESRD have high rates of undetected kidney disease. *Am.J.Kidney Dis.,* 40, (6) 1173-1178

83.Brown, W.W., Peters, R.M., Ohmit, S.E., Keane, W.F., Collins, A., Chen, S.C., King, K., Klag, M.J., Molony, D.A., & Flack, J.M. 2003. Early detection of kidney disease in community settings: the Kidney Early Evaluation Program (KEEP). *Am.J.Kidney Dis.,* 42, (1) 22-35

84.Perico, N., Plata, R., Anabaya, A., Codreanu, I., Schieppati, A., Ruggenenti, P., & Remuzzi, G. 2005. Estratégias para sistemas nacionais de saúde em países emergentes: o caso do rastreio e prevenção da progressão da doença renal na Bolívia. *Kidney Int.Suppl* (97) S87-S94

85.Roderick, P., Jones, C., Drey, N., Blakeley, S., Webster, P., Goddard, J., Garland, S., Bourton, L., Mason, J., & Tomson, C. 2002. Late referral for end-stage renal disease: a region-wide survey in the south west of England. *Nephrol.Dial.Transplant.,* 17, (7) 1252-1259

86.Levin, A. 2000. Consequences of late referral on patient outcomes. *Nephrol.Dial.Transplant,* 15 Suppl 3, 8-13

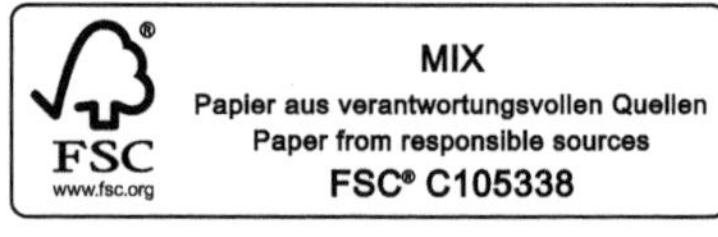

Printed by Books on Demand GmbH, Norderstedt / Germany